DR. JÖRG GRÜNWALD | CHRISTOF JÄNICKE | DR. IRIS HARDEWIG

Quickfinder
Pflanzenheilkunde

Der schnellste Weg zur richtigen Behandlung

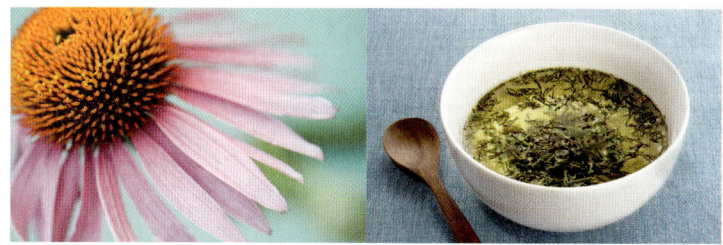

Unter wissenschaftlicher Mitarbeit von:
HP Meike Hansen, Sylvia Mönke-Liebig, Dr. Inga Köhler, Dr. Nicole Armbrüster

Vorwort

Gehören Sie auch zu den Menschen, die gute Erfahrungen mit Pflanzenheilkunde gemacht haben und die Nebenwirkungen allopathischer Medikamente nach Möglichkeit vermeiden möchten? Dann finden Sie es vermutlich nicht richtig, dass die meisten pflanzlichen Heilmittel nicht (mehr) verschreibungsfähig sind, versuchen aber trotzdem, Ihre Alltagsbeschwerden selbst mit Phytotherapeutika zu kurieren. Eine breite Palette an pflanzlichen Heilmitteln wird nicht nur in den Apotheken, sondern auch in Drogeriemärkten und selbst bei Lebensmittel-Discountern angeboten. Doch wie finden Sie unter den vielen Angeboten die zu Ihren Beschwerden passenden und wirksamsten Präparate oder Tees? Dabei soll Ihnen dieses Buch helfen – schnell und pragmatisch!

In unserem ebenfalls bei GU erschienenen Nachschlagewerk „Grüne Apotheke", das über 100 detaillierte Heilpflanzenporträts und umfangreiche Beschwerdenkapitel enthält, haben wir versucht, interessierten Lesern auch Geschichte und Hintergründe der Pflanzenheilkunde näher zu bringen. Mit diesem „QUICK-FINDER PFLANZENHEILKUNDE" möchten wir Ihnen ein ergänzendes Buch an die Hand geben, das Sie ganz konkret bei der Behandlung Ihrer gesundheitlichen Beschwerden unterstützt. In drei Schritten finden Sie von Ihren Symptomen und deren Begleitumständen zu den richtigen Heilpflanzen. In zwei weiteren Schritten erfahren Sie, wie die einzelnen Pflanzen wirken, in welcher Darreichungsform Sie sie am besten anwenden und welche empfehlenswerten Präparate es auf dem Markt gibt.

Damit wollen wir Ihnen helfen, Ihre Beschwerden richtig und wirkungsvoll zu behandeln, denn der Erfolg einer Behandlung hängt nicht nur von der Wahl der richtigen Heilpflanze, sondern auch von der Qualität der Produkte ab, die Sie einnehmen. Auf diese Weise hoffen wir auch, Ihr Vertrauen in die Kraft der Pflanzenheilkunde zu stärken. Wir wünschen Ihnen viel Erfolg und gute Besserung!

Jörg Grünwald   Christof Jänicke   Iris Hardewig

Inhalt

1. Pflanzenheilkunde – ein kurzer Überblick 4

Grundlegendes zu pflanzlichen Heilmitteln –
das sollten Sie wissen 6
Die Anwendung von Heilpflanzen –
das sollten Sie beachten 10

2. Beschwerden von Kopf bis Fuß 12

- Allgemeinbefinden, Psyche 14
- Atemwege, Augen, Ohren 26
- Herz, Kreislauf 38
- Immunsystem, Stoffwechsel 46
- Verdauungstrakt 58
- Urogenitaltrakt 70
- Bewegungsapparat 82
- Haut 96

3. Pflanzensteckbriefe von A bis Z 106

4. Zum Nachschlagen 126

Begleitende Anwendungen 126
Bücher und Adressen, die weiterhelfen 127
Register aller Heilpflanzen 128
Impressum 132

1. Pflanzenheilkunde – ein kurzer Überblick

Die Pflanzenheilkunde – auch Phytotherapie genannt – ist die älteste Heilkunst der Menschheit. Obwohl es inzwischen eine Vielzahl anderer und modernerer Heilmethoden gibt, hat die sanfte Kräutermedizin bis heute überlebt. Nicht zuletzt dank der wissenschaftlichen Erforschung pflanzlicher Inhaltsstoffe erfreut sie sich in den letzten Jahrzehnten wachsender Beliebtheit.

MEHR DENN JE sind die Menschen auf der Suche nach einer nebenwirkungsarmen und trotzdem wirkungsvollen Medizin. Mit der Phytotherapie haben wir einen wichtigen Baustein zu einer „gesunden" Medizin in der Hand. Seit ihrer Entstehung hat die Pflanzenheilkunde eine ständige Weiterentwicklung durch große Naturforscher wie den griechischen Arzt Galen oder den Schweizer Alchemisten Paracelsus erfahren und sich so ihre Bedeutung über die Jahrtausende erhalten.

Das ganze Wissensschatz der Erfahrungsheilkunde ist in der **KLASSISCHEN PHYTOTHERAPIE** gebündelt. Sie verbindet das Wesen des Menschen mit dem Wesen der Pflanze, bezieht die Signatur ebenso wie die Gestirne mit in die Behandlungsstrategie ein und basiert nicht so sehr auf wissenschaftlichen Beweisen, sondern auf jahrtausendealten Anwendungen, deren Wirksamkeit mehr die Geschichte, als die Forschungslabore belegen.

Die klassische Phytotherapie hat in unserer modernen, wissenschaftlich orientierten Welt zwar an Bedeutung verloren, doch immer mehr Menschen besinnen sich auf diese alten Weisheiten und möchten sie für sich nutzen.

Die Basis der **RATIONALEN PHYTOTHERAPIE** sind dagegen rein wissenschaftliche Erkenntnisse zu Inhaltsstoffen und Wirkungsweise der Pflanzen. Die Studien zur Wirksamkeit pflanzlicher Extrakte werden unter ähnlichen Bedingungen durchgeführt und dokumentiert wie bei synthetischen Medikamenten. Zur Behandlung eines Patienten wird ein pflanzliches Arzneimittel auf Grund seiner Inhaltsstoffe und deren physiologischer Wirkung ausgesucht. Wichtig für die Bewertung eines Arzneimittels ist in der rationalen Phytotherapie nur die Reproduzierbarkeit der Wirkung für jeden Patienten mit gleichem Symptombild und gleicher Diagnose.

Pflanzenheilkunde – ein kurzer Überblick

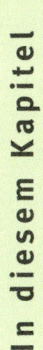

In diesem Kapitel

Grundlegendes zu pflanzlichen Heilmitteln – das sollten Sie wissen

Das Wirkungsspektrum pflanzlicher Drogen	6
Tee oder Tablette – nicht nur Geschmackssache	7
Pflanzliche Arzneimittel	8
Nahrungsergänzungsmittel	9

Die Anwendung von Heilpflanzen – das sollten Sie beachten

Die Vorteile von Heiltees	10
Empfohlene Präparate	10
Pflanzensteckbriefe	11
Wo kaufe ich pflanzliche Heilmittel?	11
Grenzen der Selbstbehandlung	11

PFLANZENHEILKUNDE – EIN KURZER ÜBERBLICK

Grundlegendes zu pflanzlichen Heilmitteln –
das sollten Sie wissen

Das Wort Droge verbinden wir im alltäglichen Sprachgebrauch mit Rauschmitteln, in der Pharmazie bezeichnet man als Drogen jedoch alle Pflanzen, die zu Heilzwecken eingesetzt werden. Daher stammt auch der Name „Drogerie", in früheren Zeiten ein Geschäft, in dem man pflanzliche Arzneien bekommen konnte. In der Regel handelt es sich bei den pflanzlichen Drogen um getrocknete und aufbereitete Pflanzenteile (altdt. dröge = getrocknet), die eine bestimmte Heilwirkung auf den Körper haben.

Das Wirkungsspektrum pflanzlicher Drogen

Die Bandbreite der Wirksamkeit vom Beginn der Heilwirkung im Organismus – der sogenannten Schwellendosis – bis zur Maximaldosierung, die in ihrer Wirkung nicht mehr verstärkt werden kann, bei Überschreiten jedoch eventuell Schäden hervorruft, nennt man therapeutische Breite. Die meisten Pflanzen haben eine relativ große therapeutische Breite, das heißt die Gefahr einer Überdosierung ist eher gering. Es gibt jedoch einige Pflanzen, die nur in einem sehr engen Konzentrationsbereich eingesetzt werden können, weil sie sonst giftig sind. Ein bekanntes Beispiel hierfür ist der Fingerhut. Wegen seines Gehalts an Digitalisglykosiden ist er sehr wirksam für die Behandlung von Herzinsuffizienz. Allerdings kann eine Überdosierung zu gefährlichen Herzrhythmusstörungen führen – bereits wenige Blätter des Fingerhuts können tödlich sein. Darum wird der Fingerhut nur als homöopathisches Mittel oder als genau dosierbares, isoliertes Präparat aus Digitalisglykosiden zu Heilzwecken eingesetzt. Generell arbeitet die Phytotherapie eher mit feinen Reizen auf den Organismus, die jedoch trotzdem eine deutliche Wirkung haben können. Sie sind daher oft besser verträglich als synthetische Arzneimittel. Dennoch ist es ratsam, sich den Respekt vor der Pflanze und ihrem Wirkungsspektrum zu erhalten. Auch pflanzliche Arzneimittel greifen in den Stoffwechsel ein und sollten darum nicht unnötig und nicht in zu hohen Dosen nach dem Motto „Viel hilft viel" eingenommen werden.

Viele pharmazeutische Wirkstoffe, die heute hergestellt werden, verdanken wir der Vorlage aus der Natur. Nicht immer führt jedoch die Isolierung von einzelnen Wirkstoffen oder deren synthetische Herstellung zu einem Erfolg. Denn die Pflanze ist ein „Gesamtkunstwerk" der Natur und es ist häufig noch ungeklärt, warum manche Pflanzen nachweislich bei einer Indikation wirken, der isolierte – für die Wirkung vermeintlich verantwortliche – Stoff diese gewünschte Wirkung aber nicht hervorruft. Oftmals ist es der Verbund aller in der Droge enthaltenen Stoffe, der letztendlich zu einer Wirkung und Heilung führt.

Tee oder Tablette – nicht nur Geschmackssache

Zur Herstellung von Phytotherapeutika werden zunächst die ganze Pflanze oder ihre wirksamsten Bestandteile – z. B. Blätter, Blüten, Wurzeln – gesammelt und getrocknet. Um schließlich daraus das Arzneimittel herzustellen, gibt es verschiedene Möglichkeiten: Mithilfe von Lösungsmitteln wie Wasser oder Alkohol können die Inhaltsstoffe herausgelöst (extrahiert) werden oder man zerkleinert und pulverisiert das Material. Je nach Herstellungsverfahren unterscheidet man verschiedene Darreichungsformen:

→ Presssaft – aus frischen Pflanzenteilen
→ Tee – aus getrockneten Pflanzenteilen
→ Tinktur und Fluid – alkoholischer oder wässriger Auszug
→ Tabletten, Kapseln und Dragees – zur einfachen innerlichen Anwendung
→ Salben, Cremes und Lotionen – zur einfachen äußerlichen Anwendung
→ Öle – ätherisches Öl der Pflanze, zum Gebrauch oft vermischt mit hautfreundlichen Trägerölen.

Pflanzenpresssäfte

Die naturbelassenste Form eines pflanzlichen Heilmittels ist der Frischpflanzenpresssaft. Dazu wird frisches Pflanzenmaterial ausgepresst, sodass der Saft die meisten Inhaltsstoffe der Pflanze in unveränderter Form enthält. So bleiben zum Beispiel auch Vitamine und andere empfindliche Inhaltsstoffe erhalten. Allerdings sind Pflanzenpresssäfte nicht lange haltbar und werden deshalb oft mit Alkohol versetzt. Frischpflanzenpresssaft gibt es außer in der Apotheke auch in Reformhäusern und Bioläden.

Heilkräutertees

Die Verwendung von Medizinaltees ist eine der ältesten Formen der Heilbehandlung. Es werden unterschiedliche Teile der Pflanze gesammelt – z. B. Blätter, Blüten, Wurzel, Rinde oder Samen –, getrocknet und somit haltbar gemacht. Durch den Aufguss mit heißem Wasser werden die wirksamen Inhaltsstoffe aus dem Pflanzenmaterial herausgelöst und mit dem Tee getrunken.
Um eine möglichst vollständige Lösung der Wirkstoffe zu erreichen, sollten Sie einen medizinischen Tee ca. 20 Minuten zugedeckt ziehen lassen. Durch das Abdecken bleiben auch die ätherischen Öle erhalten, die sich sonst schnell verflüchtigen. Ein Tee, der nur aus Blüten und Blättern besteht, hat eine kürzere Auszugsdauer als ein Aufguss mit Wurzeln. Grundsätzlich gilt, je holziger die Droge, desto länger die Auszugszeit.
Der Vorteil von Medizinaltees ist ihre einfache Herstellung und die Kombinierbarkeit von verschiedenen Pflanzen. Viele Phytotherapeuten stellen für ihre Patienten individuelle Teemischungen zusammen, die genau auf die jeweiligen Bedürfnisse des Patienten abgestimmt sind. Eine solche Teemischung kann bis zu 10 Einzelkomponenten enthalten. Dies ist ein Nutzen, den fertige Präparate in Tablettenform nicht bieten.

PFLANZENHEILKUNDE – EIN KURZER ÜBERBLICK

Tinkturen und Fluidextrakte

Die Herstellung von Tinkturen ist im Deutschen Arzneibuch für verschiedene Drogen festgelegt. Meist wird das Pflanzenmaterial im Verhältnis 1 : 5 mit 70%igem Alkohol extrahiert. Bei Fluidextrakten wird dagegen ein Alkohol-Wasser-Gemisch oder nur Wasser verwendet, um getrocknete Heilkräuter zu extrahieren.

Durch den alkoholischen Anteil im Extraktionsmittel, die längere Extraktionszeit und einen höheren Anteil von Pflanzenmaterial werden in Fluidextrakten und Tinkturen meist höhere Wirkstoffkonzentrationen erreicht als im Tee, sie werden daher innerlich auch nur tropfenweise angewandt.

Tabletten, Dragees, Salben

Zur leichteren innerlichen Anwendung werden aus pflanzlichen Extrakten heute häufig Tabletten, Kapseln oder Dragees hergestellt. Meist werden die Drogen in Form von Trockenextrakten zugesetzt, die man erhält, wenn Fluidextrakte oder Tinkturen verdampft werden, sodass ein fester, pulverförmiger Rückstand übrig bleibt, den man leicht verarbeiten kann. In manchen Fällen wird jedoch auch die gesamte Droge pulverisiert und zu Kapseln oder Tabletten verarbeitet. Zur äußerlichen Anwendung mischt man die pflanzlichen Extrakte mit Trägermaterialien wie Ölen oder Wachsen und erhält so Salben, Cremes und Lotionen.

Pflanzliche Arzneimittel

Generell müssen alle Arzneimittel – auch pflanzliche – bestimmten Kriterien bezüglich ihrer Qualität, ihrer Wirksamkeit und ihrer Unbedenklichkeit entsprechen. Zu den Qualitätskriterien gehört die nachgewiesene Reinheit der Extrakte, und es dürfen bestimmte Schadstoffkonzentrationen nicht überschritten werden.

Standardisierte Arzneimittel

Je nach Witterungsbedingungen, Erntezeitpunkt, Bodenbeschaffenheit und anderen Faktoren kann der Gehalt an Inhaltsstoffen in verschiedenen Chargen von Heilpflanzen deutlich variieren. Dazu kommen Unterschiede in der Extraktionstechnik, wodurch es zu großen Unterschieden in der Wirksamkeit verschiedener Präparate von ein und derselben Pflanze kommen kann. Um dem Abhilfe zu schaffen, werden heutzutage die meisten Arzneimittel auf einen oder mehrere Inhaltsstoffe standardisiert, d.h. es wird garantiert, dass das Präparat eine genau festgelegte Menge dieses Inhaltsstoffs enthält.

Besonders wenn bekannt ist, welcher Inhaltsstoff der Pflanze für ihre Wirkung verantwortlich ist, ist eine solche Standardisierung sinnvoll, um eine ausreichende Zufuhr dieses Stoffes zu garantieren oder umgekehrt eine Überdosierung zu vermeiden.

Wirksamkeitsnachweis

Laut Arzneimittelgesetz von 1976 muss der Hersteller eines Arzneimittels anhand von klinischen Studien nachweisen, dass sein Präparat tatsächlich zu einer signifikanten Verbesserung der Krankheitssymptome führt. Klinische Studien sind jedoch sehr teuer und für die in der Mehrzahl mittelständischen Hersteller von pflanzlichen Heilmitteln häufig nicht zu finanzieren.

Um den Wirksamkeitsnachweis zu erleichtern, wurde eine Expertenkommission, die sogenannte Kommission E eingesetzt, um die in Deutschland gängigen Arzneipflanzen zu katalogisieren und zu bewerten. Die Kommission E erstellte Pflanzenmonographien, die auf der Basis

Grundlegendes zu pflanzlichen Heilmitteln – das sollten Sie wissen

von veröffentlichten klinischen Studien Aussagen zur Wirksamkeit und Unbedenklichkeit der Pflanzen enthalten. Wurde jedoch eine Pflanze für eine bestimmte Indikation von der Kommission E negativ bewertet, wurde das entsprechende Präparat nicht wieder zugelassen. Das hatte zur Folge, das viele altbewährte pflanzliche Heilmittel vom Markt verschwanden, da die Hersteller keinen wissenschaftlich stichhaltigen Wirksamkeitsnachweis erbringen konnten.

Traditionelle Arzneimittel

Seit dem Jahr 2005 gibt es eine Alternative für pflanzliche Heilmittel, die bereits lange erfolgreich angewendet werden: der Zulassungsweg über die „Traditionsliste". Sie umfasst die traditionelle Anwendung von Heilpflanzen ohne einen Wirksamkeitsnachweis. Es muss nur belegt werden, dass die betreffende Pflanze oder Pflanzenkombination seit mindestens 30 Jahren in einem Land der EU zur Behandlung einer bestimmten Erkrankung verwendet wurde. Für außereuropäische Pflanzen, wie z. B. Ginseng, muss mindestens eine 15-jährige Verwendung in der EU nachgewiesen werden. Diese Mittel werden in einem vereinfachten Verfahren zugelassen. Einen entsprechenden Vermerk findet man auf dem Beipackzettel („Wird traditionell angewendet zur Behandlung von ..."). Grundsätzlich dürfen diese traditionellen Arzneimittel nur zur Linderung leichter Beschwerden wie Erkältung oder Verdauungsproblemen eingesetzt werden.

Nachweis der Unbedenklichkeit

Vor der Zulassung muss für jedes Arzneimittel, auch für traditionelle Arzneimittel, die Unbedenklichkeit nachgewiesen werden. Das heißt, es dürfen auch bei längerfristiger Anwendung keine schwerwiegenden Nebenwirkungen auftreten. Darüber hinaus unterliegen auch bereits zugelassene Medikamente einer ständigen Kontrolle. Sollten Nebenwirkungen auftreten, die zum Zeitpunkt der Zulassung unbekannt waren und die den Nutzen übersteigen, kann ein Medikament auch wieder vom Markt genommen werden.

Nahrungsergänzungsmittel

Nicht alle pflanzlichen Präparate fallen unter das Arzneimittelgesetz. Werden die verwendeten Heilpflanzen traditionell als Lebensmittel vergewendet, wie zum Beispiel Löwenzahn oder Pfefferminze, können sie auch als Nahrungsergänzungsmittel verkauft werden. Viele Hersteller von pflanzlichen Heilmitteln sind aufgrund der Verschärfung des Arzneimittelgesetzes dazu übergegangen, ihre Präparate als Nahrungsergänzungsmittel anzubieten. Diese dürfen keine arzneiliche Wirkung haben, sie sollen nur den gesunden Körper in seiner Funktion unterstützen. Trotzdem können auch Nahrungsergänzungsmittel bei bestimmten Krankheiten durchaus positive Wirkungen haben. Allerdings darf dies nicht auf der Verpackung erwähnt werden. Daher ist es für den Verbraucher manchmal schwierig, ein Nahrungsergänzungsmittel richtig einzuschätzen.

Eine Zwischenform von Nahrungsergänzung und Arzneimittel ist die sogenannte „ergänzende bilanzierte Diät", die auf die besonderen Ernährungsbedürfnisse von Patienten mit einer bestimmten Erkrankung ausgerichtet ist. Auch in dieser Kategorie findet man pflanzliche Mittel, meist in Kombination mit Vitaminen und Mineralien. Wie bei den Nahrungsergänzungsmitteln dürfen auch hier nur Pflanzen Verwendung finden, die gemeinhin als Lebensmittel gelten.

PFLANZENHEILKUNDE – EIN KURZER ÜBERBLICK

Die Anwendung von Heilpflanzen – das sollten Sie beachten

Die Vorteile des Heiltees

Die meisten von uns empfohlenen Heilpflanzen können Sie als Teedroge in spezialisierten Apotheken bekommen. Die Verwendung von Teedrogen hat den Vorteil, dass Sie sich eine Teemischung zusammenstellen können, die individuell auf Ihre Bedürfnisse zugeschnitten ist und jeden Aspekt Ihrer Beschwerden berücksichtigt. So können Sie z.B. bei einer fiebrigen Bronchitis hustenlösende Pflanzen mit antibiotisch wirkenden und mit fiebersenkenden kombinieren. Bei der Behandlung von nervös bedingten Beschwerden kann allein schon die entspannte Einnahme eines warmen Tees bereits eine beruhigende Wirkung haben und damit Teil der Therapie sein.

Die weit verbreitete Annahme, dass Präparate in Tablettenform eine höhere Dosis der wirksamen Stoffe enthalten als Tees, ist nicht immer richtig. Wasserlösliche Stoffe sind in Tees in relativ hoher Konzentration enthalten, sodass man durch die tägliche Einnahme von drei Tassen Medizinaltee in manchen Fällen mehr Wirkstoff zu sich nehmen kann als mit einem Standardpräparat.

Empfohlene Präparate

Tabletten, Tropfen oder Kapseln haben den Vorteil, dass sie eine definierte Menge des Hauptwirkstoffs enthalten und einfach zu handhaben sind. Im Tabellenteil des Buches empfehlen wir Ihnen zu den meisten Heilpflanzen standardisierte Arzneimittel:

→ Wir haben wenn möglich mindestens ein Monopräparat aufgelistet, das nur die empfohlene Heilpflanze enthält.
→ In manchen Fällen empfehlen wir Kombinationspräparate aus mehreren Pflanzen, die für die Behandlung der genannten Beschwerde sinnvoll sind. Diese Produkte sind durch den Buchstaben (**K**) gekennzeichnet.
→ In einigen Fällen ist ein bestimmtes Herstellungsverfahren zu bevorzugen. Zum Beispiel ist bei Knoblauchpräparaten die pulverisierte Droge wirksamer als ein alkoholischer Extrakt.
→ Homöopathische Verdünnungen werden nur empfohlen, wenn konzentrierte Extrakte in Deutschland nicht zugelassen sind, wie zum Beispiel bei der angstlösenden Pflanze Kava Kava.

Die Anwendung von Heilpflanzen – das sollten Sie beachten

Pflanzensteckbriefe

Wenn Sie Genaueres über die Verwendung einer Pflanze wissen wollen, sollten Sie auf jeden Fall den dazugehörigen Pflanzensteckbrief im Kapitel 3 des Buches lesen. Dort haben wir die 44 wichtigsten Heilpflanzen kurz charakterisiert und ihre Anwendungsbereiche genauer beschrieben.

Am Ende jedes Steckbriefs finden Sie Informationen zu Nebenwirkungen oder Kontraindikationen der Pflanze, die Sie aufmerksam lesen sollten.

Wo kaufe ich pflanzliche Heilmittel?

Achten Sie beim Kauf von Drogen jeder Art, egal ob Tee, Dragees oder Saft, vor allem auf die Qualität und weniger auf den Preis. Die in Supermärkten und Drogerien oftmals günstig angebotenen Mittel sind keine Arzneimittel und daher oft nur niedrig dosiert. Besonders bei Teedrogen gibt es große Unterschiede in der Qualität. Achten Sie darauf, dass Sie speziell ausgewiesene Medizinaltees verwenden, denn für sie gelten besondere Anforderungen an Reinheit und Wirkstoffgehalt, die bei Lebensmitteltees nicht eingehalten werden müssen.

Generell empfehlen wir Ihnen, pflanzliche Heilmittel in der Apotheke oder im Reformhaus zu kaufen. Hier treffen Sie auch auf fachlich ausgebildetes Personal, das Sie bei Bedarf beraten kann.

Einige der von uns empfohlenen Pflanzen sind zwar in anderen europäischen Ländern, aber nicht in Deutschland als Arzneimittel auf dem Markt. In diesem Fall können Sie das gewünschte Präparat über Ihre Apotheke bestellen oder aber über internationale Internet-Apotheken beziehen (Adressen Seite 128). Schwieriger wird es bei der Bestellung von Nahrungsergänzungsmitteln über das Internet. Hier gibt es eine rechtliche Grauzone, daher empfehlen wir die Bestellung von solchen Präparaten nur bei Firmen, die ihren Sitz in Deutschland haben und damit dem deutschen Lebensmittelrecht unterliegen.

Grenzen der Selbstbehandlung

Die Phytotherapie erzielt gute Erfolge bei der Therapie von leichten Erkrankungen und Beschwerden. Aber auch bei der unterstützenden Behandlung von chronischen Erkrankungen ist sie für viele Patienten eine wichtige Hilfe.

Allerdings ist die Auswahl der richtigen Pflanze nicht immer einfach. Sie werden sehen, dass sich Pflanzen oftmals in ihrer Wirkung sehr fein unterscheiden. So finden Sie z. B. mehrere Pflanzen zur Behandlung von verschiedenen Formen des Hustens. Je nach dem, ob Sie ein feuchter oder trockener, ein Reizhusten oder ein Husten mit gelblichem Auswurf plagt, sind unterschiedliche Pflanzen angezeigt. Häufig ist die Unterscheidung der Symptome einfach, in anderen Fällen bedarf es jedoch viel Erfahrung, um die richtige Pflanze oder Pflanzenkombination für ein bestimmtes Beschwerdebild herauszufinden. Nach wenigen Tagen der Eigenbehandlung sollte bei akuten Beschwerden eine Besserung eintreten. Ist dies nicht der Fall, sollten Sie einen Arzt oder Heilpraktiker aufsuchen. Besonders bei schwerwiegenden Erkrankungen dürfen Sie mit dem Besuch beim Arzt nicht warten!

Falls Sie an einer chronischen Erkrankung leiden, besprechen Sie die begleitende Einnahme von Phytotherapeutika immer mit Ihrem behandelnden Arzt. Wir wünschen Ihnen viele Erkenntnisse mit dem Quickfinder und vor allen Dingen gute Besserung!

2. Beschwerden natürlich behandeln

Seit Jahrtausenden werden Pflanzen von Heilern, Ärzten und Laien zur Linderung von Krankheiten eingesetzt. Der Erfolg einer pflanzlichen Heilbehandlung ist dabei maßgeblich von der richtigen Auswahl der Pflanze abhängig. Das farbige Ordnungssystem des Quickfinders ist nach Körperregionen gegliedert. Es hilft Ihnen, schnell Ihre Beschwerde aufzufinden, und führt Sie sicher zur passenden Heilpflanze.

➜ Versuchen Sie zunächst, Ihre Beschwerden für sich selbst so genau wie möglich zu benennen, und schlagen Sie dann Ihr Beschwerdebild in diesem Kapitel nach.
➜ Dabei hilft Ihnen die farbige Einteilung der Tabellen nach verschiedenen Organsystemen wie Atemwege, Verdauung oder Bewegungsapparat.
➜ Schauen Sie sich die ersten beiden Spalten der Tabellen an: Unter „was" finden Sie die Art Ihrer Beschwerde (z. B. Halsschmerzen), unter „wie oder warum" genauere Unterteilungen (z. B. mit geröteten Mandeln, mit geschwollenen Mandeln oder mit weißen Belägen).
➜ Folgen Sie nun dem Pfeil nach rechts: Hier stehen eine oder mehrere Heilpflanzen, die Ihnen bei diesen Beschwerden helfen können.
➜ In der Spalte daneben geben wir Ihnen ein kurze Erklärung über die Wirkung der jeweiligen Pflanze und auf welche Weise Sie sie am besten innerlich oder äußerlich anwenden.
➜ In der letzten Spalte finden Sie, soweit möglich, die Namen empfehlenswerter Präparate dieser Heilpflanze. Sie haben den Vorteil, dass es sich um standardisierte Präparate mit einer definierten Menge eines Wirkstoffs handelt. So können Sie sicher sein, dass Sie eine wirksame Dosis der wichtigsten Inhaltsstoffe der Pflanze erhalten. Ein (**K**) bedeutet, dass es sich um Kombinationspräparate aus mehreren Heilpflanzen handelt.
➜ Es gibt akute Erkrankungen, bei denen die Phytotherapie nur begleitend helfen kann und eine ärztliche Behandlung unbedingt erforderlich ist. Sie sind im Tabellenteil durch ein Arztzeichen hervorgehoben.

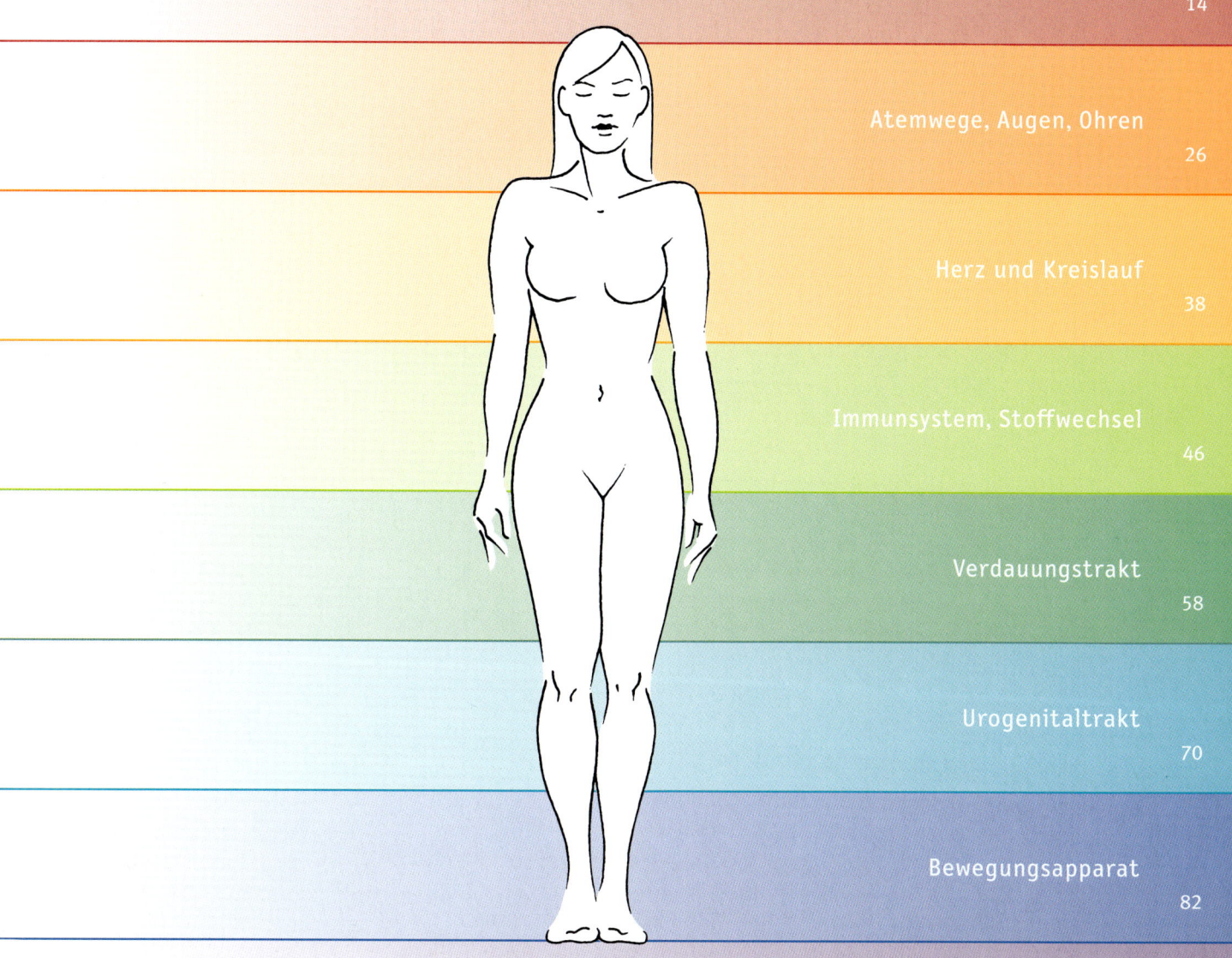

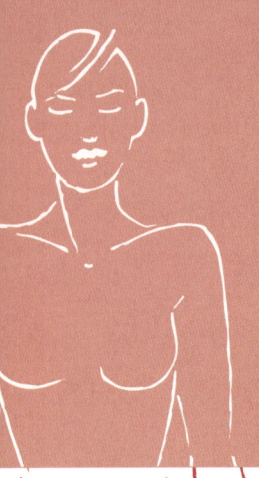

Allgemeinbefinden, Psyche

Körperliche Probleme stehen oft in engem Zusammenhang mit emotionalen Spannungen. So kann eine „kranke" Seele körperliche Beschwerden verursachen. Umgekehrt kann eine schwere körperliche Erkrankung zu psychischen Problemen führen. Umso wichtiger ist es, frühzeitig nach den Ursachen zu suchen und sie mit geeigneten Mitteln zu behandeln.

Allgemeinbefinden

Unser Allgemeinbefinden hängt davon ab, dass sowohl körperlich als auch seelisch alles „im Lot" ist. Sind wir körperlich oder seelisch aus dem Gleichgewicht geraten, reagieren wir häufig zunächst mit einem allgemeinen Unwohlsein, das sich als **Appetitlosigkeit**, **Antriebsschwäche** oder **Schlafstörung** äußern kann. Im schlimmeren Fall kann es zu **Erschöpfungszuständen** und **Burn-out-Syndrom** kommen. Oft treten diese Beschwerden schleichend auf und werden zunächst von den Betroffenen nicht ernst genommen.
Wenn Sie merken, dass Sie sich unwohl fühlen, versuchen Sie die Ursachen dafür zu finden: Was hat sich in der letzten Zeit geändert? Haben Sie mehr Stress als sonst? Größere körperliche Belastungen? Gibt es familiäre Probleme, die Sie bedrücken? In all diesen Fällen können pflanzliche Heilmittel zur Linderung der Beschwerden beitragen.

Schmerzen sind ein Signal des Körpers, dass etwas nicht in Ordnung ist. Sie werden z. B. durch Entzündungen, Verspannungen oder **Neuralgien** ausgelöst. So können **Kopfschmerzen** und **Migräne** durch so unterschiedliche Ursachen wie Muskelverspannungen im Schulter- und Nackenbereich, psychischen Stress oder auch Bluthochdruck hervorgerufen werden. Ebenso ist **Schwindel** ein häufiges Symptom, das sehr unterschiedliche Ursachen haben kann wie Kreislaufprobleme, Reisekrankheit oder eine Erkrankung des Innenohrs.
Die meisten dieser Probleme lassen sich erfolgreich phytotherapeutisch behandeln. Doch um die richtige Heilpflanze zu finden, sollten Sie Ihre Symptome möglichst genau eingrenzen. Versuchen Sie also, Ort und Qualität eines Schmerzes zu beschreiben oder forschen Sie nach den Ursachen eines Erschöpfungszustandes. Diese Informationen erleichtern die Wahl der passenden Heilpflanze.

Psyche

Psychische Probleme haben oftmals ihren Ursprung in familiären Konflikten oder beruflicher Überforderung. Hier gilt als erster wichtiger Schritt, von sich aus darüber zu sprechen. Leider erkennen viele Betroffene oft viel zu spät, dass man ohne professionelle Hilfe die eigentlichen Ursachen und damit wirkungsvolle Lösungsansätze nur schwer findet. Scheuen Sie sich also nicht davor, einen Psychotherapeuten oder Heilpraktiker zu konsultieren. Psychisches Ungleichgewicht äußert sich häufig in **Nervosität** oder auch in **depressiver Verstimmung**. In beiden Fällen sind Medikamente pflanzlicher Herkunft sehr wirkungsvoll, was durch viele klinische Studien belegt worden ist. **Angstzustände** oder unerwartet auftretende **Panikattacken** führen zu Ruhelosigkeit, innerer Anspannung, erhöhter Reizbarkeit und Schlafstörungen. Bei milden Formen können pflanzliche Präparate auch hier Linderung verschaffen. Eine begleitende Behandlung durch einem Arzt oder Therapeuten ist aber in jedem Fall sinnvoll.

Gedächtnisschwäche kann eine Folge von Überforderung sein, aber auch im Rahmen von Depressionen auftreten. Bei älteren Menschen ist Vergesslichkeit häufig auf eine altersbedingte Arteriosklerose oder eine **Demenzerkrankung** zurückzuführen. Die vorbeugende Einnahme bestimmter Heilpflanzen erhält die Gedächtnisleistung und beugt Durchblutungsstörungen vor.

In diesem Kapitel

Allgemeinbefinden

Appetitlosigkeit	16
Antriebsschwäche	17
Gedächtnis- und Konzentrationsschwäche	17
Stress	18
Schlafstörungen	18
Erschöpfung	19
Schmerzen	20
Kopfschmerzen	21
Schwindel	22

Psyche

Angst	23
Aufmerksamkeitsdefizit-Hyperaktivitäts-Syndrom (ADHS)	23
Nervosität, Unruhezustände	24
Verwirrtheit, Vergesslichkeit	25
Depressionen	25

Allgemeinbefinden

was	wie oder warum	HEILPFLANZE	Wirkung und Anwendung	Präparate und was noch hilft
Appetitlosigkeit (chronische Appetitlosigkeit kann auch organische Ursachen haben) ✚	allgemein	Bockshornklee	ätherisches Öl der Samen wirkt appetitanregend	Bockshornsamen-Tee Aurica
		Zimt	sekretionsfördernd, appetitanregend (ebenfalls appetitanregend: Gewürze wie Anis, Fenchel, Kümmel, Rosmarin, Thymian)	Sidroga® Zimtrinde Tee Tetesept® Zimt Kapseln Amara-Pascoe® Tropfen (K)
	aufgrund von Verdauungsschwäche	Angelika	die enthaltenen Bitterstoffe regen den Appetit an	Iberogast® Tropfen (K) Dong Quai (Hannes Nutripharm GmbH) Kapseln
		Enzian	regt Speichel- und Magensaftsekretion an	Abdomilon® N Liquidum (K) Gallexier® Kräuterbitter (K)
	aufgrund von Traurigkeit und Antriebsschwäche, depressiver Verstimmung	Johanniskraut	wirkt stimmungsaufhellend und antriebssteigernd	Jarsin® Tabletten dystolux® Dragees — nur hochkonzentrierte Präparate anwenden
	altersbedingt	Galgant	ätherisches Öl wirkt entzündungshemmend bei chronischen Verdauungsstörungen	Galganttabletten Jura® Klosterfrau Melissengeist (K)
	infolge von Verstopfung (Obstipation)	Flohsamen	stimuliert die Darm-bewegung, macht den Stuhl geschmeidiger	Kneipp® Psyllium Pulver Flohsamen von Bombastus
		Aloe	Aloe-Saft regt die Darmtätigkeit an, nicht für Daueranwendung geeignet!	Kräuterlax® Dragees Cholhepan® N Dragees (K)

Allgemeinbefinden

was	wie oder warum	HEILPFLANZE	Wirkung und Anwendung	Präparate und was noch hilft
Antriebsschwäche	durch chronischen Stress, unregelmäßige Schlaf- und Essgewohnheiten	**Rosenwurz**	steigert die Stressresistenz	Vigodana® Kapseln (K) Lentaya® Kapseln (K) Rhodiola rosea 3% Kapseln (K)
		Taigawurzel	hilft Stressbelastungen besser standzuhalten	Energotin® aktiv Hartkapseln Konstitutin® forte Kapseln
	aufgrund von niedrigem Blutdruck	**Kampfer**	stabilisiert den Blutdruck	Mulmicor Tropfen
		Weißdorn	stärkt die Herzfunktion	Korodin® Tropfen (K)
	bei depressiver Verstimmung	**Johanniskraut**	wirkt stimmungsaufhellend und antriebssteigernd	Jarsin® Tabletten Neuroplant® Aktiv Tabletten dystolux® Dragees nur hochkonzentrierte Präparate anwenden
Gedächtnis- und Konzentrationsschwäche	altersbedingt	**Ginkgo**	fördert die Durchblutung im Gehirn, verbessert die Gedächtnisleistung	Tebonin® intens Tabletten Kaveri® Filmtabletten
	aufgrund von Stress	**Taigawurzel**	hilft bei nachlassender Leistungs- und Konzentrationsfähigkeit	Energotin® aktiv Hartkapseln Konstitutin® forte Kapseln
		Rosenwurz	wirkt bei geistiger Ermüdung	Vigodana® Kapseln (K) Lentaya® Kapseln (K) Rhodiola rosea 3% Kapseln (K)

Allgemeinbefinden

was	wie oder warum	HEILPFLANZE	Wirkung und Anwendung	Präparate und was noch hilft
Stress	allgemein	Rosenwurz	verbessert die körperliche und geistige Leitungsfähigkeit	Vigodana® Kapseln (K) Lentaya® Kapseln (K) Rhodiola rosea 3% Kapseln (K)
	einhergehend mit Spannungskopfschmerz oder Migräne	Weide Pestwurz	die Rinde enthält Salicylsäure, die pflanzliche „Schwester" der Acetylsalicylsäure wirkt entkrampfend	Assalix® Tabletten Proaktiv® 480 mg Hartkapseln Petadolex® Kapseln
	mit nervösen Magenbeschwerden	Kamille Pfefferminze	lindert krampfartige Magen-Darm-Beschwerden und Koliken krampflösend, beruhigt Magenschleimhaut und Galle	Carminativum-Hetterich® Tropfen (K) Iberogast® Tropfen (K) Hervet® Stoffwechsel-Tee N (K) Carmol® Magen-Galle-Darm-Tropfen (K)
	mit depressiven Episoden und Angstzuständen	Johanniskraut Kava Kava	beeinflusst Rezeptorbindung von Gehirnbotenstoffen positive Wirkung auf verschiedene Gehirnbotenstoffe	Jarsin® Tabletten Neuroplant® Aktiv Tabletten derzeit nur als homöopathisches Präparat erhältlich: Hervertoval bei Nervosität (D4) Metakaveron® N (D6) (K)
	einhergehend mit Erschöpfung, Burn-out	Taigawurzel Ginseng	wirkt stärkend und kräftigend steigert Widerstandskraft gegenüber physikalischen, geistigen und emotionalen Stressfaktoren	Energotin® aktiv Kapseln Konstitutin® forte Kapseln Ginseng Curarina® Kapseln Ginsana® G115 Kapseln

Allgemeinbefinden

was	wie oder warum	HEILPFLANZE	Wirkung und Anwendung	Präparate und was noch hilft
Schlafstörungen	Ein- und Durchschlafstörungen	**Baldrian**	zentral dämpfend, beruhigend	Sedonium® Tabletten Nervenruh Baldrian forte
		Hopfen	entspannend und entkrampfend	+ Nervenruh Beruhigungsdragees
			bewährt: Kombinationspräparate aus Baldrian, Hopfen und Passionsblume	Sedacur® forte Dragees (K) Alluna® Nacht Filmtabletten zum Einschlafen
	Einschlafstörungen durch nervöses Herzklopfen	**Lavendel**	Herzgegend vor dem Schlafengehen mit Lavendelöl einreiben	Lavendelöl Wala
		Herzgespann	wirkt beruhigend, senkt den Puls	+ Oxacant® sedativ Tropfen
	nächtliches Aufwachen durch Absinken des Blutdrucks (oft bei älteren Menschen)	**Rosmarin**	regt den Kreislauf an, als Saft oder als Wein, ein Gläschen vor dem Schlafengehen	Schoenenberger Rosmarinsaft + Kräuter Kühne Rosmarinwein
Erschöpfung	mit Schwächegefühl, körperlicher und geistiger Mattigkeit	**Ginseng**	steigert Widerstandskraft gegen physikalische, geistige, emotionale Stressfaktoren	Ginseng Curarina® Kapseln Ginsana® G115 Kapseln
		Taigawurzel	wirkt stärkend und kräftigend	+ Energotin® aktiv Hartkapseln Konstitutin® forte Weichkapseln
	nach körperlicher Anstrengung (z. B. Sportwettkampf)	**Rosenwurz**	sorgt für eine schnellere Erholung des Körpers bei Erschöpfung	Vigodana® Kapseln (K) + Lentaya® Kapseln (K) Rhodiola rosea 3% Kapseln (K)

19

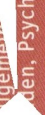

Allgemeinbefinden

was	wie oder warum	HEILPFLANZE	Wirkung und Anwendung	Präparate und was noch hilft
Schmerzen	allgemein	Weide	die Rinde enthält Salicylsäure, die pflanzliche „Schwester" der Acetylsalicylsäure	Assalix® Tabletten Proaktiv® 480 mg Kapseln
	krampfartig, z.B. im Magen-Darm-Trakt	Pestwurz Pfefferminze	entkrampft die Muskulatur und wirkt dadurch schmerzlindernd Minzöl wirkt entkrampfend und schmerzlindernd	Petadolex® Kapseln JHP Öl (japanische Minzart) Wildkräuteröl spezial (K)
	durch Verspannung der Muskulatur	Cayennepfeffer	wirkt erwärmend, durchblutungsfördernd und schmerzlindernd	Capsamol® Salbe Gothaplast® Wärmepflaster
	durch entzündliche Prozesse an Gelenken	Teufelskralle Zitterpappel	entzündungs- und schmerzhemmende Wirkung enthält Salicylate, die entzündungs- und schmerzhemmend wirken	Teufelskralle STADA® Tabletten Harpogoforte® Kapseln Phytodolor® Tinktur (K)
	Nervenschmerzen oder Neuralgien	Johanniskraut Pfefferminze	das Öl des Johanniskrauts stärkt den Nervenstoffwechsel das ätherische Minzöl wirkt schmerzlindernd	Johanniskraut Rotöl Jukunda Retterspitz Muskel- und Nervenöl Wildkräuteröl spezial (K)

Allgemeinbefinden

was	wie oder warum	HEILPFLANZE	Wirkung und Anwendung	Präparate und was noch hilft
Kopfschmerzen	allgemein	Weide	die Rinde enthält Salicylsäure, die pflanzliche „Schwester" der Acetylsalicylsäure	Assalix® Tabletten Proaktiv® 480 mg Kapseln
	Migräne und Spannungskopfschmerz	Pestwurz	entkrampft Muskulatur und Blutgefäße und wirkt dadurch schmerzlindernd	Petadolex® Kapseln
		Pfefferminze	äußerlich auf die Schläfen aufgetragenes Pfefferminzöl wirkt schmerzlindernd	Euminz® Pfefferminzöl JHP Öl (japanische Minzart)
	durch Bluthochdruck (morgendlicher Kopfschmerz, oft mit Schwindel)	Knoblauch	erweitert die Gefäße und senkt den Blutdruck	Kwai® forte Tabletten Sapec® Dragees
		Olive	Extrakt der Blätter senkt den Blutdruck, beugt Arteriosklerose vor	Olivysat® Bürger Tropfen oder Tabletten bzw. Tee
	aufgrund von psychischer Belastung	Johanniskraut	wirkt stimmungsaufhellend	Jarsin® Tabletten Neuroplant® Aktiv Tabletten
		Afrikanische Schwarzbohne	wirkt stimmungsaufhellend und beruhigend	Nahrungsergänzungsmittel, derzeit nur übers Internet erhältlich
	in Verbindung mit Halswirbelsäulen-Syndrom	Teufelskralle	entzündungs- und schmerzhemmende Wirkung	Teufelskralle STADA® Tabletten Harpogoforte® Kapseln Rivoltan® Teufelskralle Tabletten

Allgemeinbefinden

was	wie oder warum	HEILPFLANZE	Wirkung und Anwendung	Präparate und was noch hilft
Schwindel, anfallsartig auftretend, „taumeliges" Gefühl	nach langem Sitzen, mit Schwarzwerden vor Augen (Hypotonie)	Kampfer	stabilisiert den Kreislauf, kann bei akuten Schwindelanfällen auch als Riechfläschchen verwendet werden	Mulmicor Tropfen Korodin® Tropfen (K)
		Taigawurzel	wirkt insgesamt kräftigend, auch nach längerer Krankheit	Energotin® aktiv Kapseln Konstitutin® forte Weichkapseln
	mit Kopfschmerzen und rotem Kopf (Hypertonie)	Knoblauch	erweitert die Gefäße und senkt den Blutdruck	Kwai® forte Tabletten Sapec® Dragees Ilja Rogoff (K)
	mit Herzklopfen und Angst	Passionsblume	wirkt beruhigend und angstlösend	Passidon® Kapseln Kytta-Sedativum® für den Tag-Tabletten
		Kava Kava	beeinflusst verschiedene Gehirnbotenstoffe und vermindert Angstgefühle	derzeit nur als homöopathisches Präparat erhältlich: Hervertoval bei Nervosität (D4) Metakaveron® N (D6) (K)
Drehschwindel	evtl. mit einseitiger Schwerhörigkeit, Übelkeit und Erbrechen (Meniere-Krankheit)	Ginkgo	verbessert die Durchblutung des Innenohrs	Duogink Filmabletten Kaveri® Tropfen oder Tabletten
anhaltender Schwindel	bei Schiffs- oder Busreisen (Reisekrankheit)	Ingwer	nimmt das Übelkeitsgefühl	Zintona® Kapseln

Psyche

was	wie oder warum	HEILPFLANZE	Wirkung und Anwendung	Präparate und was noch hilft
Ängste, mit seelischen und körperlichen Symptomen	starke Angst, Angstzustände ⊕	**Kava Kava**	beeinflusst verschiedene Gehirnbotenstoffe und vermindert Angstgefühle	derzeit nur als homöopathisches Präparat erhältlich: Hervertoval (D4) Metakaveron® N (D6) (K)
		Afrikanische Schwarzbohne	wirkt angstlösend und stimmungsaufhellend	Nahrungsergänzungsmittel, derzeit nur übers Internet erhältlich
	Angespanntheit, Unruhezustände, die auf den Magen-Darm-Trakt schlagen	**Melisse**	Bestandteile des ätherischen Öls wirken beruhigend, entspannend	Plantival® novo Lösung (K) oder Melisse als Frischpflanzenpresssaft
	mit Niedergeschlagenheit, Schwächegefühl	**Ginseng**	Ginsenoide wirken kräftigend, steigern Widerstandskraft	Ginseng Curarina® Kapseln Ginsana® G115 Kapseln
	im Rahmen einer Depression ⊕	**Johanniskraut**	stimmungsaufhellende, angstlösende Wirkung Phytotherapeutikum Nr. 1 bei mittelschweren Depressionen	Jarsin® Tabletten Neuroplant® Aktiv Tabletten dystolux® Dragees nur hochkonzentrierte Präparate anwenden
Aufmerksamkeitsdefizit-Hyperaktivitätssyndrom (ADHS)	Unruhe, kombiniert mit Konzentrationsschwäche und Vergesslichkeit	**Nachtkerze**	Öl der Nachtkerze wirkt positiv auf die Hirntätigkeit und fördert die Konzentration	Eye q Kapseln (K) Efalex® Kapseln (K)
		Baldrian	zentral dämpfend, beruhigend	Sedonium® Tabletten Baldrian Dispert® Tabletten/ Dragees

Psyche

was	wie oder warum	HEILPFLANZE	Wirkung und Anwendung	Präparate und was noch hilft
Unruhezustände, Nervosität	tagsüber, eventuell mit Ängsten z.B. Lampenfieber	Passionsblume	beruhigender, Angst lösender Effekt	Kytta-Sedativum® für den Tag-Tabletten Hoggar® Balance Tabletten
		Baldrian	zentral dämpfend, beruhigend	Sedonium® Tabletten Nervenruh® Baldrian forte Baldorm® Tabletten
	mit nervösem Herzklopfen	Herzgespann	beruhigend, senkt den Puls	Oxacant® sedativ Tropfen (K)
	mit nervös bedingten Einschlafstörungen	Baldrian Melisse	beide Pflanzen wirken beruhigend; bei Einschlafstörungen einen Tee in kleinen Schlucken vor dem Einschlafen trinken, am besten bei beruhigender Musik	als Teemischung Klosterfrau Melissengeist (K)
	in den Wechseljahren	Traubensilberkerze Rotklee	wirkt bei nervöser Gereiztheit enthält Phyto-Östrogene, die Wechseljahresbeschwerden mildern	Remifemin® Tabletten Cimicifuga STADA® Menopause Rotklee Kapseln Climafem® Tabletten
	als Symptom bei Schilddrüsenüberfunktion (Hyperthyreose)	Wolfstrapp	dämpft die Produktion der Schilddrüsenhormone	Thyreogutt® mono Tabletten, Tropfen thyreo® loges Tabletten Mutellon® Tropfen (K)

Psyche

was	wie oder warum	HEILPFLANZE	Wirkung und Anwendung	Präparate und was noch hilft
Verwirrtheits-zustände und Vergesslichkeit	altersbedingt	Ginkgo	fördert die Durchblutung im Gehirn, verbessert die Gedächtnisleistung	Tebonin® forte, intens oder spezial, Tabletten Kaveri® Filmtabletten
		Schneeglöckchen	Wirkstoff Galatamin steigert die Gehirnleistung, verzögert den Abbau von Nervenzellen	Reminyl® Kapseln bei Demenz-Erkrankung
	im Rahmen einer Depressionen	Johanniskraut	beeinflusst Rezeptorbindung von Gehirnbotenstoffen, wirkt stimmungsaufhellend	Jarsin® Tabletten Neuroplant® Aktiv Tabletten / nur hochdosierte, standardisierte Präparate verwenden
	mit Angstzuständen	Kava Kava	beeinflusst verschiedene Gehirnbotenstoffe und vermindert Angstgefühle	derzeit nur als homöopathisches Präparat erhältlich: Hervertoval bei Nervosität (D4) Metakaveron® N (D6) (K)
Depressionen	wiederkehrende mittelschwere depressive Episoden	Johanniskraut / Afrikanische Schwarzbohne	beide Pflanzen wirken angstlösend und stimmungsaufhellend	Jarsin® Tabletten Neuroplant® Aktiv Tabletten / Nahrungsergänzungsmittel, derzeit nur übers Internet zu beziehen
	einhergehend mit Mattigkeit, Schwindelanfällen	Gingko	beseitigt Mikrozirkulationsstörungen im Gehirn, durchblutungsfördernd	Tebonin® forte, intens oder spezial, Tabletten Ginkgo 405 Duopharm® Dragees zusätzlich Johanniskrautpräparat einnehmen

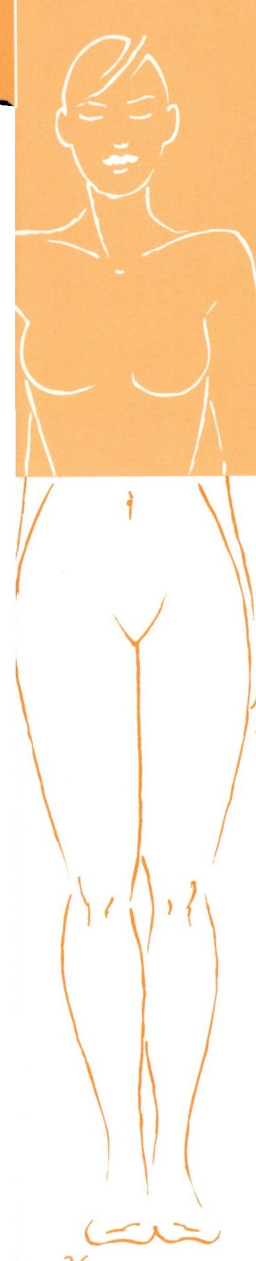

Atemwege, Augen, Ohren

Unsere Atemwege sind ständig äußeren Reizen wie Staub, Pollen und Krankheitserregern ausgesetzt, die sie zum Schutz des Körpers abwehren müssen. Augen und Ohren stehen mit den Atemwegen in enger Verbindung und sind daher bei Infektionen oft mitbetroffen, ebenso bei den immer häufiger werdenden Allergien.

Atmung

Täglich atmen wir 10 000 Liter Luft ein und aus. Die Atemluft gelangt durch Nase, Luftröhre und Bronchien in die Lungen, wo unser Körper den lebensnotwendigen Sauerstoff aufnimmt. Gleichzeitig gibt er das überflüssige Kohlendioxyd, ein Abfallprodukt des Zellstoffwechsels, ab. Mit der Atmung gelangt jedoch nicht nur der lebenswichtige Sauerstoff in unseren Körper, sondern auch Krankheitserreger und Allergene. Daher sind die Atemwege häufig Angriffspunkte für Infektionskrankheiten und Allergien.

Atemwege

Erkältungskrankheiten gehören zu den häufigsten Infektionskrankheiten überhaupt und werden durch Viren übertragen. Meist beginnen sie mit einem **Schnupfen**, eventuell kommen **Halsschmerzen**, **Husten** und Fieber dazu. Schnupfen und Auswurf haben in diesem Fall eine klare Farbe. Manchmal werden die durch Viren geschädigten Atemwege zusätzlich von Bakterien befallen, dann erkranken wir an **Bronchitis**, **Nasennebenhöhlenentzündung** oder **Angina** und der Auswurf bekommt eine gelbliche Färbung. Besonders die Anfangsstadien der Erkältung lassen sich mit Heilpflanzen sehr effektiv behandeln, sodass es nicht zu einer Verschlimmerung kommen muss.

Sowohl die Nasenschleimhäute, als auch die Schleimhäute der Augen sind häufig von allergischen Reaktionen gegenüber Pollen (**Heuschnupfen**) oder Hausstaub betroffen. Sind auch die Bronchien in Mitleidenschaft gezogen, so treten mehr oder weniger starke Atemprobleme auf (**allergisches Asthma**). Hier kann die Phytotherapie nur in leichteren Fällen und nur begleitend zur Schulmedizin helfen. Sprechen Sie am besten mit Ihrem Arzt über die Möglichkeiten.

Ohren

Unsere Ohren sind über die eustachische Röhre mit dem Rachenraum verbunden. Bei Erkältungskrankheiten kann diese Verbindung zuschwellen und es kommt zu starken **Ohrenschmerzen**, die besonders bei Kindern sehr häufig sind. Bevor Sie zu einem Antibiotikum greifen, versuchen Sie einmal die heilsame Wirkung eines warmen Zwiebelsäckchens. Tritt jedoch nach ein bis zwei Tagen keine Besserung ein, sollten Sie bei Ohrenproblemen unbedingt einen Arzt aufsuchen.

Augen

Unsere Augen sind sehr empfindlich gegenüber äußeren Einflüssen. Wind, Ozon, Abgase und Krankheitserreger können zu **Reizungen** und **Entzündungen** führen, für die es jedoch vielfältige pflanzliche Behandlungsmöglichkeiten gibt.

Mundraum

Die Schleimhäute des Mundraums sind häufig von Entzündungen betroffen, sei es durch kleinere Infektionen oder Druckstellen, z.B. durch schlecht sitzende Prothesen. Die häufigste Entzündung des Mundraums ist die **Paradontitis**, die Zahnfleischentzündung, der man mit pflanzlichen Mitteln gut begegnen kann. **Zahnschmerzen** durch Karies müssen jedoch vom Zahnarzt behandelt werden. Hier können Sie nur den Zeitraum bis zur Behandlung mit schmerzstillendem Nelkenöl überbrücken.

In diesem Kapitel

Atemwege

Husten	28
Bronchitis, Asthma	29
Husten bei Kleinkindern und Babys	30
Halsschmerzen, Heiserkeit	31
Schnupfen, Erkältung	32
Nasennebenhöhlenentzündung, Nasenbluten	32

Ohren

Ohrenschmerzen	33
Entzündung des Gehörgangs	33
Ohrgeräusche, Tinnitus	33

Augen

Sehschwäche	34
Gereizte Augen, müde Augen	35
Bindehautentzündung	35
Gerstenkorn	35

Mundraum

Schleimhautentzündung	36
Lippenbläschen	36
Zahnfleischentzündung, Zahnschmerzen	37
Zahnen bei Kleinkindern	37
Mundgeruch	37
Mangelnder Speichelfluss	37

Atemwege

was	wie oder warum	HEILPFLANZE	Wirkung und Anwendung	Präparate und was noch hilft
Trockener Husten	anhaltender Reizhusten, wenig Auswurf (unproduktiver Husten)	Eibisch Malve	beide wirken reizlindernd, können als Tee oder Sirup angewendet werden	Phytohustil® Sirup als Tee: Eibischwurzeln kalt aufgießen und über Nacht ziehen lassen Broncholind® Isländisch Moos Hustensaft (K) oder als Tee
Feuchter Husten	mit hellem oder klarem Auswurf (produktiver Husten)	Primel Eukalyptus	die Wurzel wirkt auswurffördernd und schleimlösend das Öl wirkt auswurffördernd und krampflösend; es kann eingenommen, äußerlich angewendet oder inhaliert werden	Bronchicum® Tropfen, Elixier oder Kapseln (K) Broncho Truw® Balsam Pinimenthol® Erkältungsbad Broncholind Erkältungsbalsam (K)
	akute Bronchitis mit viel gelbem Auswurf	Brunnenkresse, Meerrettich Umckaloabo	töten Erreger ab aktiviert das Immunsystem und wirkt antimikrobiell	Angocin® Tabletten (K) Umckaloabo® Tropfen
	mit Fieber	Mädesüß	wirkt schweißtreibend und fiebersenkend	als Tee, getrocknete Droge in der Apotheke nach dem Trinken schön warm halten
Häufiger Husten	erhöhte Infektanfälligkeit	Purpursonnenhut	stärkt das Immunsystem, als Tinktur oder Lutschtablette (sollte mit den Rachenmandeln in Berührung kommen)	Broncholind® Echinacea Tropfen Echinarell® Tinktur nicht länger als 6–8 Wochen einnehmen

Atemwege

was	wie oder warum	HEILPFLANZE	Wirkung und Anwendung	Präparate und was noch hilft
Chronische Bronchitis	mit zähem Schleim	Andorn	wirkt schleimverflüssigend, erleichtert das Abhusten	Angocin® Bronchialtropfen
		Primel, Thymian	beide schleimlösend, töten Erreger ab	Bronchicum® Tropfen, Elixier oder Kapseln
	mit trockenem Reizhusten	Eibisch	wirkt reizlindernd als Tee: Eibischwurzeln kalt aufgießen und über Nacht ziehen lassen	Phytohustil® Sirup als Tee
		Huflattich	vermindert den Hustenreiz	Florabio Huflattichsaft nur als Präparat anwenden (wilder Huflattich enthält Pyrrolizidinalkaloide)
	mit krampfartigem Husten	Efeu	entspannt die Atemwege und lindert den Hustenreiz	Hedelix® Hustensaft oder Brausetabletten Bronchoforton® Hustensaft Monapax® Saft (K)
Asthma	krampfartiger Husten mit lauten Atemgeräuschen	Zahnstocher-Ammei	erweitert die Bronchien, kann auch bei allergischem Asthma eingesetzt werden	Asthmakhell® N Tropfen (K) Pulmo Hevert® Tropfen (K) Ammi visnaga Urtinktur DHU bei Asthma keine ätherischen Öle anwenden
	allergisch bedingtes Asthma	Pestwurz	erweitert die Bronchien	Petadolex® Kapseln bei Allergien keine ätherischen Öle anwenden

Atemwege

was	wie oder warum	HEILPFLANZE	Wirkung und Anwendung	Präparate und was noch hilft
Husten bei Kleinkindern	produktiver Husten mit weißem Auswurf	Fenchel	wirkt schleimlösend, als Tee oder Fenchelhonig	Abtei Fenchelhonig Altapharma Fenchelhonig
		Spitzwegerich	erleichtert das Abhusten, besonders gut verträglich	+ Broncholind® Hustensaft Spitzwegerich Tetesept Husten Saft zucker- und alkoholfrei
	akute Bronchitis mit gelbem Auswurf	Zwiebel	tötet Erreger ab	geschnittene Zwiebel mit Zucker bedecken und über Nacht ziehen lassen, 3x täglich einen TL
		Spitzwegerich	wirkt antientzündlich	+ Broncholind® Hustensaft Spitzwegerich Tetesept Hustensaft (zucker- und alkoholfrei)
	Keuchhusten, krampfartiger Husten	Thymian	wirkt entkrampfend, innerlich als Tee oder Saft, äußerlich als Bad	Milrosum® Hustensirup Thymian Soledum® Hustensaft
		Sonnentau	wirkt krampflösend / keine ätherischen Öle anwenden	+ Monapax® Saft (K) Drosithym® N (K) (beide Präparate enthalten Alkohol)
	nächtlicher Husten	Efeu	lindert den Hustenreiz	+ Hedelix® Hustensaft oder Brausetabletten Bronchoforton® Hustensaft
Husten bei Babys	tags oder nachts	Süßholz, Fenchel / Anis	erleichtert das Abhusten / wirkt entkrampfend	+ als Tee / Brust mit verdünntem Anisöl einreiben

Atemwege

was	wie oder warum	HEILPFLANZE	Wirkung und Anwendung	Präparate und was noch hilft
Halsschmerzen	mit Halskratzen	Isländisch Moos	bildet eine Schutzschicht auf den Schleimhäuten und nimmt das kratzende Gefühl	Tetesept Hals activ Lutschpastillen Isla-Moos® Lutschpastillen Broncholind Isländisch Moos Saft (K)
		Malve	die enthaltenen Schleimstoffe wirken reizmildernd	als Tee
	mit geröteten Mandeln	Salbei	tötet Erreger ab Salbei Tropfen zum Gurgeln verwenden	Salbei Curarina® Tropfen
		Myrrhe	wirkt entzündungshemmend verdünnte Myrrhetinktur zum Gurgeln verwenden	Thüringer Myrrhentinktur Inspirol P forte Tinktur Repha-Os® Mundspray (K)
	mit geschwollenen Mandeln	Kapuzinerkresse, Meerrettich	wirkt als natürliches Antibiotikum	Angocin® Tabletten (K)
	bei weißlichen Stippen oder Belägen auf den Mandeln	Umckaloabo	aktiviert das Immunsystem	Umckaloabo® Tropfen
Heiserkeit	durch zu viel Sprechen oder bei Halsentzündung	Isländisch Moos	schützt die Schleimhäute	Tetesept Hals activ Lutschpastillen Isla-Moos® Lutschpastillen Broncholind Isländisch Moos Saft (K)
		Huflattich	wirkt reizlindernd	Florabio Huflattichsaft
	zur Vorbeugung für Redner oder Sänger	Salbei	Salbeiöl verdünnen und zum Gurgeln verwenden	ätherisches Öl aus Apotheke, Bioladen oder Reformhaus

Atemwege, Augen, Ohren

Atemwege

was	wie oder warum	HEILPFLANZE	Wirkung und Anwendung	Präparate und was noch hilft
Schnupfen	verstopfte Nase	Kamille	wirkt durchblutungsfördernd auf die Schleimhäute	als Aufguss zum Inhalieren
		Pfefferminze	das ätherische Minzöl macht die Atemwege frei	Olbas Tropfen (K) Nasulind® Nasensalbe (K)
	allergisch (Heuschnupfen)	Pestwurz	hemmt die allergische Entzündungsreaktion	Petadolex® Kapseln bei Allergien keine ätherischen Öle anwenden
Erkältung	mit Frösteln und beginnendem Schnupfen	Ingwer	wirkt erwärmend, frische klein geschnittene Ingwerwurzel mit heißem Wasser überbrühen	als Tee
		Linde, Holunder	die Blüten beider Pflanzen sind schweißtreibend	als Tee, einzeln oder als Mischung
Nasennebenhöhlenentzündung (Sinusitis)	mit druckempfindlichen Stellen unterhalb der Augen	Umckaloabo	wirkt antimikrobiell, aktiviert das Immunsystem	Umckaloabo® Tropfen
		Myrte	tötet Erreger ab und macht die Atemwege frei	GeloMyrtol® forte Kapseln
Nasenbluten	gelegentlich oder häufig auftretend	Hirtentäschl	wirkt blutungsstillend, Mullkompresse mit Aufguss tränken und in die Nase stecken, bei häufigem Nasenbluten innerlich anwenden	als Tee Styptysat® Tabletten

Ohren

was	wie oder warum	HEILPFLANZE	Wirkung und Anwendung	Präparate und was noch hilft
Ohrenschmerzen	Mittelohrentzündung	Zwiebel	tötet Erreger ab, wirkt antientzündlich	warmes Zwiebelpäckchen auf das Ohr legen
Entzündung des Gehörgangs	durch Infektion z. B. nach Baden in unsauberem Wasser	Kamille	wirkt antiseptisch und entzündungshemmend getränkten Mullstreifen in den Gehörgang einführen	Kamillosan® Tinktur
	mit trockenem schuppigem Ekzem (Otitis externa)	Johanniskraut Ballonrebe	Johanniskrautöl fördert die Heilung lindert den Juckreiz	Bedan® Creme kann mit Cardiospermum Urtinktur (Ballonrebe) vermischt werden Cardiospermum Urtinktur DHU
Ohrgeräusche, Tinnitus	durch Stress	Rosenwurz Taigawurzel	erhöht die Stressresistenz hilft Stressbelastungen besser standzuhalten	Vigodana (K) Eleu Curarina® Tropfen Eleu-Kokk® Dragees außerdem Stress abbauen z. B. durch Autogenes Training
	Durchblutungsstörung im Innenohr (Geräusche lassen nach, wenn der Kopf nach unten hängt)	Ginkgo	verbessert die Durchblutung des Innenohrs	Gingkopret® Filmtabletten oder Lösung Tebonin® forte Filmtabletten

Augen

was	wie oder warum	HEILPFLANZE	Wirkung und Anwendung	Präparate und was noch hilft
Sehschwäche	durch Diabetes	**Buchweizen**	erweitert die Gefäße und senkt den Blutzuckerspiegel	Fagorutin® Buchweizentabletten oder Tee
		Heidelbeere	verbessert die Augendurchblutung	Difrarel® 100 Dragees Bischoff® Heidelbeer-Kapseln Kwai Vitabetics® Kapseln (K)
	mit Schwierigkeiten beim Nahsehen	**Fingerhut**	verbessert das Nahsehvermögen	Stulln® N Augentonikum
	besonders im Dunkeln (Nachtblindheit)	**Heidelbeere**	verbessert die Augendurchblutung	Difrarel® Dragees Bischoff® Heidelbeer-Kapseln Kwai Vitabetics® Kapseln (K)
		Karotten	liefern Vitamin A für Sehpigmente	möglichst täglich eine Karotte essen oder Karottensaft trinken
	durch Mangel an ungesättigten Fettsäuren	**Nachtkerze**	das Öl enthält Omega-3- und Omega-6-Fettsäuren, wichtig für die Funktion von Sehnerven und Augen, hilft auch bei trockenen Augen	Eye Q (K) EpoGam®
	altersbedingte Makuladegeneration	**Gingko**	wirkt antioxidativ und verbessert die Augendurchblutung	Tebonin® intens Filmtabletten Ginkobil ratiopharm 120 mg Filmtabletten
		Spinat, Kartoffeln	hoher Gehalt an Karotinoiden und Lutein, steigern die Sehfähigkeit	

Augen

was	wie oder warum	HEILPFLANZE	Wirkung und Anwendung	Präparate und was noch hilft
Gereizte Augen	durch Mangel an Augenflüssigkeit (trockene Augen)	Tamarinde	benetzt die Augen dauerhaft	Visine® müde Augen Tropfen
		Nachtkerze	das Öl reguliert die Tränenflüssigkeit	Abtei Nachtkerzenöl, Kapseln zum Einnehmen
	durch Sonne, Wind, Ozon, Abgase u. a.	Augentrost	beruhigt die Augen, wirkt entzündungshemmend	Herba-Vision® Augentrost Augentropfen
		Kamille	beruhigt die Augen, Teeaufguss als Auflage anwenden	Herba-Vision® Kamille Augentropfen oder als Tee
Müde Augen	durch Überbeanspruchung, z. B. langes Arbeiten am Computer	Heidelbeere	verbessert die Augendurchblutung	Herba-Vision® Blaubeere Augentropfen
		Kamille	beruhigt die Augen Aufguss der Blüten als Auflage anwenden	Herba-Vision® Kamille Augentropfen oder getrocknete Blüten aus der Apotheke
Bindehautentzündung	mit roten, brennenden Augen	Augentrost	wirkt entzündungshemmend, Standardpräparate oder abgekühlten Augentrosttee als Auflagen anwenden	Herba-Vision® Augentropfen Augentrost Herba-Vision® Augenbad (K)
Gerstenkorn	entzündete, geschwollene Stelle am Augenlid	Augentrost	wirkt antibakteriell Augenbad oder Teeaufguss als Auflage	Herba-Vision® Augenbad (K) oder als Tee
		Hamamelis	fördert die Heilung, Tee als Augenbad oder Auflage	als Teeaufguss

Atemwege, Augen, Ohren

Mundraum

was	wie oder warum	HEILPFLANZE	Wirkung und Anwendung	Präparate und was noch hilft
Schleimhaut-entzündungen	kleine entzündete Stellen im Mund (Aphthen)	Salbei / Blutwurz, Myrrhe	fördert die Heilung / unterstützt die Heilung und desinfiziert	Aperisan Gel / Repha-Os® Mundspray (K)
	weißliche Soor-Auflagerungen (Pilzerkrankung)	Myrrhe / Purpursonnenhut	unterstützt die Heilung und tötet Pilze ab / stärkt das Immunsystem	Thüringer Myrrhentinktur / Repha-Os® Mundspray (K) / Broncholind® Echinacea Tropfen / Echinarell® Tinktur / nicht länger als 6–8 Wochen einnehmen
	durch Druckstellen z. B. einer Prothese	Myrrhe / Ratanhia	betroffene Stellen einpinseln oder spülen / unterstützt die Heilung	Thüringer Myrrhentinktur / Inspirol P forte / Ratanhia comp Wala (K)
	nach Strahlentherapie	Salbei / Ringelblume	schützt die Schleimhäute / unterstützt die Heilung / beide Pflanzen als Tee zur Mundspülung verwenden	Salbei Curarina® Tinktur oder Teeaufguss / Weleda Calendula Essenz oder Teeaufguss
Bläschen auf der Lippe oder Schleimhaut	aufgrund von Herpes-Viren, schmerzhaft, gelegentlich mit Fieber	Melisse / Schafgarbe	beide Pflanzen töten Viren ab / Aufguss der getrockneten Pflanze für Mundspülungen verwenden	Lomaherpan® Creme, nur auf den Lippen anwenden, nicht im Mundraum / als Tee

Mundraum

was	wie oder warum	HEILPFLANZE	Wirkung und Anwendung	Präparate und was noch hilft
Zahnfleischentzündung (Parodontitis)	häufiges Zahnfleischbluten, Rückbildung des Zahnfleisches	Myrrhe	tötet Erreger ab	Thüringer Myrrhentinktur, Inspirol P forte, Mint Lysoform® Lösung
		Kamille	wirkt entzündungshemmend	Kamillosan® Tinktur
Zahnschmerzen	aufgrund von Karies	Gewürznelke	bis zum Zahnarztbesuch Wattebausch in Gewürznelkenöl tränken und auf die schmerzende Stelle legen, oder auf getrocknete Nelke beißen	Gewürznelkenöl aus Apotheke oder Reformhaus
Zahnen bei Kleinkindern	beim Durchtreten der ersten Zähne	Veilchen	Veilchenwurzel zum Beißen geben	getrocknete Veilchenwurzel aus Apotheke oder Bioladen
Mundgeruch	z. B. nach dem Genuss stark gewürzter Speisen	Fenchel	mit verdünntem Fenchelöl gurgeln oder als Kautablette	Aurica Fenchelkautablette
		Petersilie	frische Petersilienblätter kauen	
Mangelnder Speichelfluss (trockener Mund)	durch Strahlentherapie oder Medikamente	Wermut	regt den Speichelfluss an (ebenso andere Bitterstoffdrogen)	Amara Tropfen Weleda (K) oder als Tee
		Malve	benetzt die Schleimhaut und nimmt das trockene Gefühl, als Tee anwenden	außerdem Olivenöl mit einem Spritzer Zitronensaft im Mund hin und her bewegen und dann ausspucken

Atemwege, Augen, Ohren

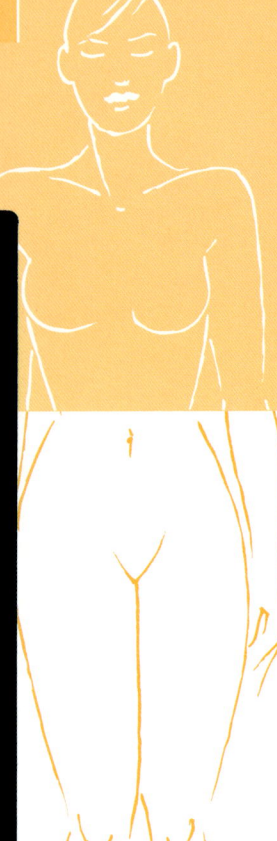

Herz und Kreislauf

Das Herz ist das zentrale Organ unseres Körpers. Es sorgt dafür, dass jede Körperzelle mit Sauerstoff und Nährstoffen versorgt wird. Ist unser Herz schwach oder krank, lässt die allgemeine Leistungsfähigkeit rapide nach. Bei frühen Anzeichen von Herz-Kreislauf-Erkrankungen kann die Pflanzenheilkunde einen wichtigen Beitrag zur Genesung leisten.

Herz und Kreislauf

In den Adern eines Erwachsenen fließen 4 bis 6 Liter Blut, die mehrmals täglich durch den Körper transportiert werden müssen. Unser Herz schlägt dafür ca. 120 000 Mal pro Tag und pumpt dabei täglich ungefähr 7000 Liter Blut durch das Gefäßsystem. Da ist es kein Wunder, dass das Herz bei älteren Menschen oft müde wird und nicht mehr richtig arbeiten will. Eine **Herzschwäche** ist die Folge, die sich durch verminderte Leistungsfähigkeit und Kurzatmigkeit bei körperlicher Belastung, z. B. beim Treppensteigen, bemerkbar macht. Aber auch junge Menschen können Herzprobleme haben, allerdings sind diese dann meistens nervös bedingt. **Nervöse Herzbeschwerden** lassen sich sehr gut mit pflanzlichen Heilmitteln behandeln. Daneben sind aber auch Entspannungstechniken wie Yoga oder Autogenes Training sehr wirksam, die Sie langfristig ruhiger werden lassen.

Für eine optimale Versorgung des Gewebes mit Blut ist neben einem kräftigen Herzen auch ein gesundes Blutgefäßsystem wichtig.

Arterien

Im Laufe unseres Lebens lagern sich in den Arterien Abfallstoffe an, die zur Verengung der Gefäße führen (**Arteriosklerose**). Ganz vermeiden lässt sich die Verkalkung der Gefäße zwar nicht, aber Sie können den Prozess durch gesunde Ernährung, viel Bewegung und durch pflanzliche Heilmittel deutlich verlangsamen.

Mit der Gefäßverengung geht häufig ein **Anstieg des Blutdrucks** (Hypertonie) einher. Mehr als 20% der Bevölkerung leidet darunter und muss medikamentös behandelt werden. In vielen Fällen kann jedoch der Einsatz von pflanzlichen Mitteln in Kombination mit leichtem Ausdauertraining die Einnahme von beta-Blockern ersetzen.

Weniger gefährlich, für den Betroffenen aber störend, ist ein zu **niedriger Blutdruck,** der jedoch im Allgemeinen gut auf eine phytotherapeutische Behandlung anspricht.

Besonders unangenehm macht es sich bemerkbar, wenn die Herzkranzgefäße verengt sind, sodass das Herz selbst nicht mehr genügend mit Blut versorgt wird (**Angina pectoris**). Das äußert sich meist durch ein akutes Engegefühl in der Brust bei Belastung oder einem plötzlichen, brennenden Schmerz in der Herzgegend. In milden Fällen lässt sich auch hier mit pflanzlichen Mitteln Abhilfe schaffen, die eine Erweiterung der Herzgefäße bewirken und das Herz vorbeugend stärken.

Venen

Auch unsere Venen verlieren im Laufe unseres Lebens an Funktionsfähigkeit: Die Gefäßwände werden schlaff und häufig kommt es zu sichtbaren Erweiterungen der venösen Gefäße, den **Krampfadern**. Durch den gestörten Abfluss des venösen Blutes kann es zu **Durchblutungsstörungen** aber auch zu schmerzhaften **Venenentzündungen** und **Thrombosen** kommen. Während sich akute Beschwerden, wie Venenentzündungen auch mit pflanzlichen Mitteln gut behandeln lassen, ist die Therapie bei chronischer Venenschwäche schwierig. Auch langfristige konservative Behandlungen sind nicht immer von Erfolg gekrönt, sodass oft nur die operative Entfernung der Krampfadern bleibt.

In diesem Kapitel

Herz

Nervöse Herzbeschwerden, Herzrhythmusstörungen	40
Herzbeschwerden durch psychische Belastung	41
Herzbeschwerden nach den Mahlzeiten	41
Engegefühl in der Brust	41
Herzschwäche mit Atemnot	42

Kreislauf

Bluthochdruck	43
Niedriger Blutdruck	43

Arterien

Arteriosklerose	44
Polyneuropathie	44
Angina pectoris	44

Venen

Venöse Durchblutungsstörungen	45
Krampfadern	45
Thrombosegefahr	45
Venenentzündung	45

Herz

was	wie oder warum	HEILPFLANZE	Wirkung und Anwendung	Präparate und was noch hilft
Nervöse Herzbeschwerden	Unruhegefühl, Missempfindungen in der Herzgegend	Weißdorn	stabilisiert Blutdruck und Herzrhythmus, verbessert die Herzdurchblutung, bei fast allen Herzbeschwerden anwendbar	Floradix Energeticum (K mit Baldrian) bei nervösen Herzbeschwerden auch gut als Tee anwendbar
	plötzliches Herzrasen bei Nervosität	Herzgespann Lavendel	beruhigend, senkt den Puls wirkt beruhigend, verdünntes Lavendelöl äußerlich auf die Herzgegend auftragen	Oxacant® sedativ Tropfen (K) oder als Tee Weleda Lavendelöl
	Engegefühl in der Herzgegend bei Nervosität	Kampfer	vermindert das Engegefühl, bei Beschwerden Herzgegend äußerlich einreiben	Pectocor® N Salbe Cor-Vel® Truw Salbe (K)
	mit Herzstolpern	Besenginster	stabilisiert den Herzrhythmus	Spartiol® Tropfen
	Einschlafstörungen durch nervöses Herzklopfen	Melisse	Tee vor dem Schlafengehen in kleinen Schlucken trinken mit Melissenöl Herzgegend einreiben	Klosterfrau Melissengeist (K) oder als Tee das teure Melissenöl kann mit neutralem Öl vermischt und gestreckt werden (nicht mit dem billigeren Citronellaöl verwechseln)

Herz

was	wie oder warum	HEILPFLANZE	Wirkung und Anwendung	Präparate und was noch hilft
Herzbeschwerden durch psychische Belastung	bei Aufregung, Sorgen oder Trauer	**Johanniskraut**	wirkt stimmungsaufhellend	Jarsin® Tabletten Dystolux® Dragees Kneipp Johanniskraut Dragees H (volle Wirkung tritt erst nach 2–3 Wochen ein)
Herzbeschwerden nach den Mahlzeiten	Erleichterung durch Aufstoßen (Roemheld-Syndrom)	**Gänsefingerkraut, Kamille** **Angelika**	wirken entkrampfend auf den Darm regt die Magentätigkeit an und fördert die Verdauung	Gastritol® Tropfen (K) Iberogast® Tropfen (K) Abdomilon® Tropfen (K)
Herzbeschwerden durch Schilddrüsenüberfunktion	plötzliches Herzrasen, Schwitzen, leichtes Zittern	**Wolfstrapp**	vermindert die Bildung von Schilddrüsenhormon (Einnahme des Präparats nicht plötzlich abbrechen)	Thyreo-Loges® Tabletten Mutellon® Tropfen (K) Wolfstrapp kann radioaktive Schilddrüsenuntersuchung stören
Engegefühl im Brustkorb (Angina pectoris) ⊕	akute Atemnot, bei körperlicher Anstrengung	**Kampfer**	vermindert das Engegefühl, bei Beschwerden Herzgegend einreiben	Pectocor® N Salbe Cor-Vel® Truw Salbe (K)
	zur Vorbeugung bei chronischen Beschwerden	**Zahnstocher-Ammei**	erweitert die Herzkranzgefäße	Schwörocard® Tropfen (K) Ammi visnaga Urtinktur DHU (nur als Kombinationspräparat oder homöopathisches Mittel erhältlich) zusätzlich ein Magnesium-Orotat-Präparat einnehmen

Herz, Kreislauf

Herz

was	wie oder warum	HEILPFLANZE	Wirkung und Anwendung	Präparate und was noch hilft
Herzschwäche, mit Atemnot bei körperlicher Belastung (Altersherz)	allgemeine Leistungsschwäche	Weißdorn	stärkt den Herzmuskel, reguliert den Blutdruck, hilft bei allen Formen der Herzschwäche	Faros® Tabletten Crataeloges® Tabletten CardioKreislauf Longoral® (K)
		Maiglöckchen	stärkt das Herz, enthält herzwirksame Glykoside (nicht zusammen mit Digitalispräparaten einnehmen)	Convallocor SL Dragees (K) (mit Weißdorn, Maiglöckchen) (Maiglöckchen nur als Präparat anwenden)
	mit Herzrhythmusstörungen	Besenginster	stärkt das Herz, normalisiert den Herzschlag, enthält herzwirksame Glykoside (nicht zusammen mit Digitalispräparaten einnehmen)	Spartiol® Tropfen (Besenginster nur als Präparat anwenden)
	mit Wasseransammlung in den Beinen, die über Nacht verschwinden	Meerzwiebel	stärkt das Herz und regt die Nierentätigkeit an, enthält herzwirksame Glykoside (nicht zusammen mit Digitalispräparaten einnehmen)	Miroton® Dragees, Tropfen (K) Convallocor SL Dragees (K) Convastabil® Tropfen (K) (nicht bei Kaliummangel einnehmen)
	Gefühl der Enge in der Brust	Zahnstocher-Ammei Kampfer	erweitert die Blutgefäße des Herzens vermindert das Engegefühl, bei akuten Beschwerden die Herzgegend einreiben	Schwörocard® Tropfen (K) Ammi visnaga Urtinktur DHU Pectocor® N Salbe Cor-Vel® Truw Salbe (K)
Herzschwäche, mit Atemnot bei Aufregung	verstärkt sich in Stresssituationen	Herzgespann	beruhigt das Herz	Oxacant® sedativ Tropfen (K) oder als Tee

Kreislauf

was	wie oder warum	HEILPFLANZE	Wirkung und Anwendung	Präparate und was noch hilft
Bluthochdruck	durch Verengung der Gefäße (Arteriosklerose)	**Knoblauch**	erweitert die Gefäße und senkt den Blutdruck	Kwai® forte Tabletten Sapec® Dragees (Präparate sollten Knoblauchpulver enthalten, kein Ölmazerat)
		Olive	Extrakt der Blätter senkt den Blutdruck, beugt Arteriosklerose vor	Olivysat® Bürger Tropfen oder Tabletten oder als Tee
	durch nervöse Anspannung und Stress	**Herzgespann**	wirkt beruhigend und blutdrucksenkend	Oxacant® sedativ Tropfen (K)
		Passionsblume	wirkt allgemein beruhigend	Kytta Sedativum® Tabletten für den Tag Passiflora Curarina® Tropfen
Niedriger Blutdruck	Schwindelgefühl beim Aufstehen	**Kampfer**	stabilisiert den Kreislauf, reines Kampferöl kann im Akutfall auch als „Riechfläschchen" verwendet werden	Mulmicor Tropfen Korodin® Tropfen (K, mit Weißdorn)
	morgendliche oder allgemeine Schwäche	**Ginseng**	verbessert das Allgemeinbefinden und stärkt das Herz	Ginsana® G115 Tonikum oder Kapseln Ginseng Curarina® Kapseln Ardey-aktiv Pastillen
	Schlaflosigkeit durch nächtlichen Blutdruckabfall (oft bei älteren Menschen)	**Rosmarin**	regt den Kreislauf an, als Saft oder Wein, ein Gläschen vor dem Schlafen gehen	Schoenenberger Rosmarinsaft Kräuter Kühne Rosmarinwein

Arterien

was	wie oder warum	HEILPFLANZE	Wirkung und Anwendung	Präparate und was noch hilft
Arteriosklerose	zur Vorbeugung und Behandlung	Leinöl	reich an Omega-3-Fettsäuren, als Speisezusatz verwenden	Leinöl aus dem Bioladen
		Knoblauch, Bärlauch	enthalten Lauchöle, vermindern Ablagerungen in den Arterien	Kwai® forte Tabletten Sapec® Dragees (Präparate sollten Knoblauchpulver enthalten, kein Ölmazerat)
	Durchblutungsstörungen im Gehirn mit Gedächtnisschwäche	Ginkgo	verbessert die Fließeigenschaften des Blutes und erweitert die Gefäße	Tebonin® intens Kaveri® Filmtabletten mindestens 120 mg Gingko-Extrakt pro Tag einnehmen
	blasse Hände und Füße, mit Kribbelgefühl	Rosmarin	fördert äußerlich die Durchblutung, innerlich kreislaufanregend die schlecht durchbluteten Körperregionen mit dem Öl einreiben	Oleum aethereum Rosmarini von Weleda (Öl, äußerlich) oder als Tee (innerlich)
Polyneuropathie	(als Begleiterscheinung von Diabetes) Gefühllosigkeit in Armen und Beinen, Nachlassen der Sehfähigkeit	Buchweizen	erweitert die Blutgefäße und senkt den Blutzuckerspiegel	Fagorutin® Buchweizentabletten oder als Tee
		Heidelbeere	verbessert die Durchblutung besonders der Augen	Difrarel® Tabletten Kwai Diabetics® Kapseln (K)
Herzenge (Angina pectoris)	Engegefühl im Brustkorb und Atemnot bei körperlicher Anstrengung	Zahnstocher-Ammei	erweitert die Herzkranzgefäße	Schwörocard® Tropfen (K) Asthmakhell® N Tropfen (K) zusätzlich ein Magnesium-Orotat-Präparat einnehmen

Herz, Kreislauf

Venen

was	wie oder warum	HEILPFLANZE	Wirkung und Anwendung	Präparate und was noch hilft
venöse Durchblutungsstörungen	schwere Beine, geschwollene Knöchel, Juckreiz auf der Haut	Rosskastanie	strafft die Venen, vermindert Ödeme, kann innerlich und äußerlich angewendet werden	Venostasin S Retardkapseln Essaven® Kapseln und Gel + Präparate sollten auf Aescingehalt standardisiert sein, Dosis: 100 mg Aescin/Tag
	schlecht heilende Wunden, offenes Bein	Weißkohl	Auflage aus Weißkohlblättern	frische Kohlblätter walken und auf die Wunde legen
		Eichenrinde, Zinnkraut	fördern die Heilung, äußerliche Anwendung	+ Sud zubereiten und Beine darin baden
Krampfadern	äußerlich sichtbare gestaute Venen oder Besenreiser	Rosskastanie, Weinlaub	straffen die Venen, vermindern die Beschwerden	Essaven® Kapseln und Gel Antistax® Kapseln und Tropfen
		Zinnkraut	stabilisiert das Bindegewebe, innerliche Anwendung	+ Schoenenberger Zinnkrautsaft oder als Tee
Thrombosegefahr	bei langen Reisen, nach langem Liegen oder nach einer Thrombose	Steinklee	verbessert die Fließfähigkeit des Blutes	Meli Rephastasan® Tropfen +
Venenentzündung	gerötete, überwärmte Schwellung meist am Bein, sehr schmerzhaft	Arnika	wirkt entzündungshemmend, Tinktur 1:10 mit Wasser verdünnen (Umschlag) oder mit Quark vermischen (Quarkwickel)	Thüringer Arnikatinktur Arnikatinktur Hetterich® + entzündetes Bein kühlen

Herz, Kreislauf

Immunsystem, Stoffwechsel

Immer mehr Menschen erkranken an Störungen des Immunsystems und des Stoffwechsels. Oftmals handelt es sich hier um Zivilisationskrankheiten, die durch Fehlernährung, Stress oder Bewegungsmangel hervorgerufen werden. Die Pflanzenheilkunde kann bei diesen Erkrankungen begleitend zur schulmedizinischen Behandlung einen wichtigen Beitrag leisten.

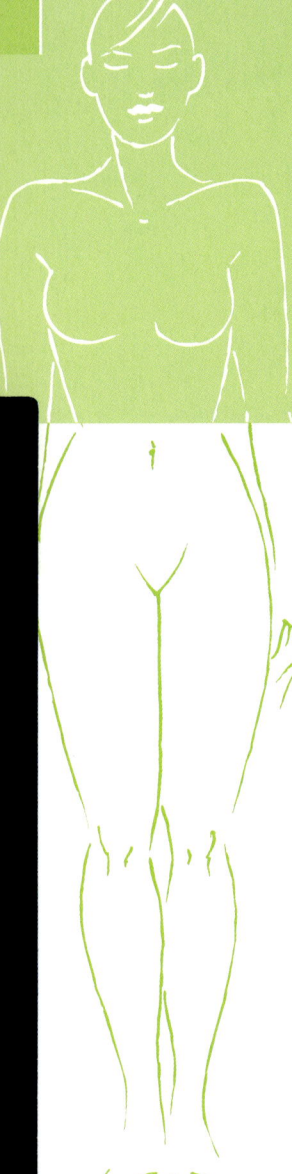

Immunsystem

Unser Immunsystem ist für die Abwehr von Krankheiten, die Bekämpfung von Entzündungen aber auch für das Abtöten von entarteten Zellen im Körper zuständig. Darum ist es wichtig, das Immunsystem aktiv zu erhalten, z. B. durch tägliche Wechselbäder oder regelmäßige Saunagänge. Eine gesunde Ernährung mit vielen Vitaminen spielt dabei eine ganz wichtige Rolle. Ist Ihre **Abwehr geschwächt,** können Sie zusätzlich zu pflanzlichen Mitteln greifen, die Ihr Immunsystem fördern. Auch zur begleitenden Behandlung von schweren Erkrankungen, z. B. in der **Tumortherapie,** ist eine Unterstützung des Immunsystems mit Phytotherapeutika sinnvoll.

Reagiert das Immunsystem jedoch überempfindlich mit **Allergien,** wie **Heuschnupfen, Asthma** oder **Nahrungsmittelunverträglichkeit,** sollten Sie auf immunstimulierende Pflanzen verzichten.

Stoffwechsel

Bei Stoffwechselerkrankungen sind bestimmte Funktionsabläufe gestört, was meist Auswirkungen auf den gesamten Körper hat. Die häufigste Stoffwechselerkrankung in den Industrieländern ist die Zuckerkrankheit (**Diabetes**). Während die erbliche Form dieser Krankheit (Diabetes Typ I) relativ selten ist, erkrankt jeder zehnte Deutsche über sechzig an dem sogenannten Altersdiabetes (**Diabetes Typ II**). Diese Krankheit tritt in den letzten Jahrzehnten zunehmend auch bei jüngeren Menschen und sogar bei Kindern auf. Ursache hierfür ist eine verminderte Ansprechbarkeit des Gewebes auf das in der Regel ausreichend produzierte Insulin.

Die Entstehung von Diabetes Typ II wird durch Übergewicht, kohlehydratreiche Ernährung und Bewegungsmangel begünstigt. Daher sollte eine medizinische Behandlung von Altersdiabetes immer auch von einer Veränderung der Lebensge-

wohnheiten hin zu gesunder Ernährung und regelmässigem Sport begleitet sein.
Beide Formen des Diabetes können zu Folgeerscheinungen wie **Durchblutungsstörungen, Sehschwäche** und **schlechter Wundheilung** führen, die sich gut phytotherapeutisch behandeln lassen. Blutzuckersenkende Pflanzen zeigen Ihre Wirkung jedoch nur beim Diabetes Typ II, können hier allerdings das Spritzen von Insulin vermindern oder teilweise sogar ersetzen.
Auch die Entstehung von Gicht, erhöhtem Cholesterinspiegel und Übergewicht ist in starkem Maße von Ernährungs- und Bewegungsgewohnheiten abhängig. Ein **erhöhter Cholesterinspiegel** wird heutzutage bei mehr als 50% der über Vierzigjährigen festgestellt, und viele der Betroffenen werden dauerhaft mit synthetischen Chlolesterinsenkern behandelt. Pflanzliche Mittel können jedoch ebenfalls zum Ziel führen, besonders wenn verschiedene Pflanzen sinnvoll miteinander kombiniert werden, wie zum Beispiel ein Knoblauchpräparat mit dem Cholesterin-bindenen Flohsamen. Begleitend sollten Sie sich sportlich betätigen, das erhöht das „gute" Cholesterin. Wichtig ist außerdem eine ausgewogene und fettarme Ernährung.
Weitere relativ häufige Stoffwechselerkrankungen betreffen die **Schilddrüse,** die entweder zuviel oder zu wenig Schilddrüsenhormon produziert, dem man in leichten Fällen ebenfalls mit pflanzlichen Mitteln entgegenwirken kann.

In diesem Kapitel

Immunsystem
Abwehrschwäche	48
Infektionen	48

Allgemeine Konstitution
Fieber	49
Ödeme	49
Eisenmangel	49
Bindegewebsschwäche	49

Begleitende Krebstherapie
Krebserkrankung	50
Gehirntumor	50
Gebärmutterhalskrebs	50

Allergien
Allergien	51
Nahrungsmittelallergie, Nahrungsmittelunverträglichkeit	51
Sonnenallergie	52
Heuschnupfen	52

Stoffwechsel
Diabetes	53
Gicht	54
Hoher Cholesterinspiegel	55
Übergewicht	55
Schilddrüsenüberfunktion	56
Schilddrüsenunterfunktion	57

Immunsystem

was	wie oder warum	HEILPFLANZE	Wirkung und Anwendung	Präparate und was noch hilft
Abwehrschwäche	häufige Erkältungen	Purpursonnenhut	stärkt das Immunsystem	Broncholind® Echinacea Tropfen Palmisan® Tropfen toxi-loges® Saft
		Taigawurzel	stärkt körpereigene Abwehrkräfte, steigert die Leistungsfähigkeit	Energotin® aktiv, Kapseln Konstitutin® forte, Kapseln
	gestörte Darmflora nach Einnahme von Antibiotika	Knoblauch	tötet krankheitserregende Pilze im Darm ab	möglichst aus biologischem Anbau
		Chicorée, Topinambur	enthalten Inulin, das die Darmflora günstig beeinflusst	möglichst aus biologischem Anbau
	bei anfälligen Kindern	Sanddorn	enthält Vitamin C, unterstützt die Körperabwehr	Rabenhorst Bio-Sanddornsaft
		Purpursonnenhut	abwehrsteigernd	toxi-loges® Saft nur für Kinder ab 1 Jahr
Infektionen	pflanzliches Antibiotikum für Erwachsene und Schulkinder	Kapuzinerkresse	beide Pflanzen wirken antimikrobiell und töten Krankheitserreger ab	Angocin® Anti-Infekt N (K) Filmtabletten (wenn nach 2 – 3 Tagen keine Besserung eintritt, zum Arzt)
		Meerrettich	zur Unterstützung	möglichst aus biologischem Anbau
	pflanzliches Antibiotikum für Kleinkinder ab 1 Jahr	Umckaloabo	wirkt antibakteriell und antiviral und stärkt das Immunsystem (enthält 11% Alkohol)	Umckaloabo® Tropfen für Kinder ab 1 Jahr (wenn nach 2 – 3 Tagen keine Besserung eintritt, zum Arzt)

Allgemeine Konstitution

was	wie oder warum	HEILPFLANZE	Wirkung und Anwendung	Präparate und was noch hilft
Fieber	bei einem leichten Infekt bzw. einer Erkältung	Weide / Mädesüß	beide Pflanzen enthalten Salicylate, die pflanzlichen Verwandten des Aspirins, wirken fiebersenkend	Assalix® Tabletten Proaktiv® Kapseln + als Tee
	bei Kindern	Holunder	die Blüten beider Pflanzen wirken schweißtreibend und fiebersenkend	als Tee
		Linde	Tee in kleinen Schlucken trinken und dann ins Bett	+ als Tee
Ödeme ⊕	Wassereinlagerungen im Körper, z. B. aufgrund von Herz- oder Nierenschwäche	Birke / Zinnkraut	beide Pflanzen wirken harntreibend und entwässernd	Schoenenberger Heilpflanzensaft Birke oder Zinnkraut + oder als Tees
Eisenmangel	einhergehend mit Müdigkeit, Blässe, Schwächegefühl	Löwenzahn	eisenhaltig, als Frischpresssaft oder frische Pflanzen	florabio Heilpflanzensaft Löwenzahn oder Pflanzen aus biologischem Anbau
		Sanddorn	enthält viel Vitamin C, erleichtert dadurch die Eisenaufnahme	+ Rabenhorst Bio Sanddornsaft
Bindegewebsschwäche	als Veranlagung	Zinnkraut	mineralstoffreich und bindegewebsstärkend (längere Anwendung erforderlich)	Schoenenberger Heilpflanzensaft Zinnkraut + oder als Tee

Immunsystem, Stoffwechsel

Begleitende Krebstherapie

was	wie oder warum	HEILPFLANZE	Wirkung und Anwendung	Präparate und was noch hilft
Krebserkrankung	begleitend zur Bestrahlung oder Chemotherapie	Mistel	Mistellektine regen das Immunsystem an, eine Lösung aus Mistelextrakt wird injiziert	Misteltherapie wird nicht nur von anthroposophischen Ärzten angewendet, den behandelnden Arzt darauf ansprechen
	bei Nebenwirkungen der Chemotherapie wie Leistungsschwäche, Abgeschlagenheit	Rosenwurz	vermindert die Nebenwirkungen einer Chemotherapie	Vigodana® Kapseln (K) Lentaya® Kapseln (K) Rhodiola rosea 3% Kapseln (K)
	vorbeugend zur Verringerung des Krebsrisikos	Grüner Tee	Inhaltsstoffe hemmen tumorfördernde Sauerstoffradikale	regelmäßig Grünen Tee trinken
		Shiitake-Pilze	aktivieren das körpereigene Immunsystem	Nahrungsergänzung, auch begleitend zur Chemotherapie
Gehirntumor	bei neurologischen Ausfallerscheinungen	Indischer Weihrauch	zur unterstützenden Behandlung von tumorbedingten Wasseransammlungen im Gehirn	ist derzeit in Deutschland nicht als Arzneimittel zugelassen, jedoch im Internet zu beziehen, z.B. H15 Ayurmedica®
Gebärmutterhalskrebs	zur vorbeugenden Behandlung bei kritischem PAP-Wert (PAP-Test auf krebsauslösende Infektionen und Zellveränderungen)	Schöllkraut	Sud aus frischem Kraut kochen, auf Tampon träufeln und in die Vagina einführen, mehrmals wiederholen	frisches Kraut wächst im Sommer in Gärten und lichten Wäldern; nach mehrtägiger Schöllkraut-Kur den PAP-Wert erneut bestimmen lassen

Immunsystem, Stoffwechsel

Allergien

was	wie oder warum	HEILPFLANZE	Wirkung und Anwendung	Präparate und was noch hilft
Allergien	allgemein, z. B. bei Heuschnupfen, allergischem Asthma	Pestwurz	vermindert die Wirkung von Histaminen und anderen Entzündungsstoffen	Petadolex® Kapseln
	mit Hautausschlag	Ballonrebe Bittersüßer Nachtschatten	lindert den Juckreiz kortisonähnliche Wirkung, kann innerlich und äußerlich angewendet werden	Halicar® Salbe Cefabene® Tropfen und Salbe
Nahrungsmittelallergie, Nahrungsmittelunverträglichkeit	mit Blähungen	Fenchel, Kümmel Gänsefingerkraut	alle drei Pflanzen wirken krampflösend und entspannend auf die Magen-Darm-Muskulatur	als Tees Gastritol® Dr. Klein Tropfen (K)
	mit Durchfall	Brombeere Gänsefingerkraut	die Blätter wirken adstringierend (zusammenziehend) auf die Darmschleimhaut wirkt krampflösend	als Tee Gastritol® Dr. Klein Tropfen (K) oder als Tee
	mit Neigung zu entzündlichen Reaktionen (Sprue, Zöliakie)	Bockshornklee Leinsamen	beide vorbeugend zum Schutz des Darms, die Samen enthalten entzündungshemmende Schleimstoffe 1 EL in ein Glas Wasser geben und 1 Stunde vorquellen lassen	gepulverte Samen aus Apotheke oder Kräuterhaus Goldsan Leinsamen classic

Immunsystem, Stoffwechsel

Allergien

was	wie oder warum	HEILPFLANZE	Wirkung und Anwendung	Präparate und was noch hilft
Sonnenallergie	auf der Haut rötliche geschwollene Pusteln	Pestwurz	vermindert die Histaminausschüttung äußerlich anwenden	Tee-Abkochung als Auflage anwenden
Heuschnupfen	verstopfte Nase	Kamille	wirkt durchblutungsfördernd auf die Schleimhäute, Aufguss mit Kamillenblüten zum Inhalieren	getrocknete Blüten aus der Apotheke
		Pfefferminze	das ätherische Minzöl macht die Atemwege frei	Olbas Tropfen Nasulind® Nasensalbe
	Augenjucken	Augentrost	beruhigt die Schleimhäute Abkochung als Auflage anwenden	Herba Vision® Augentropfen oder als Tee
	asthmatische Symptome mit krampfartigem Husten	Efeu	entspannt die Atemwege	Hedelix® Hustensaft Bronchoforton® Hustensaft Monapax® Saft (K) oder als Tee
		Zahnstocher-Ammei	erweitert die Bronchien	Asthmakhell® N Tropfen (K)
	vorbeugend, nicht bei akuten Symptomen	Purpursonnenhut	regt das Immunsystem an	Broncholind Echinacea Tropfen toxi-loges® Saft (nicht bei Allergie gegen Korbblütler anwenden, nicht länger als 4–6 Wochen einnehmen)
		Sanddorn	enthält viel Vitamin C, senkt den Histaminspiegel und damit die Allergiegefahr	Rabenhorst Bio Sanddornsaft

Stoffwechsel

was	wie oder warum	HEILPFLANZE	Wirkung und Anwendung	Präparate und was noch hilft
Diabetes	hoher Blutzuckerspiegel	Zimt	wirkt blutzuckersenkend (nur Ceylon-Zimt, nicht chinesischen Zimt verwenden)	als Nahrungsergänzungsmittel z. B. Alsiroyal® Zimt
		Bittergurke	enthält einen insulinverwandten Stoff, der den Blutzuckerspiegel senkt	Glucokine® Kapseln Momordica® Salus Kapseln (K)
	starke Schwankungen des Blutzuckerspiegels	Guar	verzögert die Zuckeraufnahme im Darm	Guar Verlan® Granulat
		Gartenbohne	die Schale der Gartenbohne vermindert die Zuckeraufnahme im Darm	als Tee
	Durchblutungsstörungen, häufig in den Beinen	Rosskastanie	verbessert die Durchblutung der Beinvenen (innerlich und äußerlich anwendbar)	Essaven® Kapseln und Gel Aescorin® forte Kapseln
		Buchweizen	erweitert die Blutgefäße, senkt den Blutzuckerspiegel	Fagorutin® Tabletten oder als Tee
	nachlassende Sehkraft	Heidelbeere	unterstützt die Sehfunktion	Difrarel® Dragees Kwai Vitabetics® Kapseln
		Studentenblume	die enthaltenen Carotinoide schützen die Sehzellen vor schädlichen freien Radikalen	in Nahrungsergänzungsmitteln aus dem Reformhaus enthalten
	vorbeugend zum Schutz der Gefäße	Knoblauch	vermindert Arteriosklerose	Kwai® forte Tabletten Sapec® Dragees

Stoffwechsel

was	wie oder warum	HEILPFLANZE	Wirkung und Anwendung	Präparate und was noch hilft
Diabetes	schlechte Wundheilung	Zinnkraut	fördert die Heilung, Sud zubereiten und als Bad anwenden	als Tee-Aufguss
		Weißkohl	wirkt antientzündlich und wundheilungsfördernd	frische Blätter als Auflage, möglichst aus biologischem Anbau
	zunehmende Infektanfälligkeit	Purpursonnenhut	stärkt die köpereigenen Abwehrkräfte	Broncholind® Echinacea Palmisan® Tropfen
		Taigawurzel	wirkt allgemein kräftigend	Energotin® aktiv Kapseln Konstitutin® forte Kapseln
Gicht	Schmerzen in den Gelenken	Weide	beide Pflanzen enthalten Salicylate, die pflanzlichen Verwandten des Aspirins, entzündungshemmend und schmerzstillend	Assalix® Tabletten Proaktiv® Kapseln
		Mädesüß		als Tee
	im akuten entzündlichen Schub	Herbstzeitlose	entzündungshemmend speziell bei Gicht (nicht in der Schwangerschaft anwenden)	Colchicum-Dispert® Tabletten Colchysat® Bürger Saft (rezeptpflichtig)
	chronisch, zwischen den Schüben	Brennnessel	harntreibend, fördert die Ausscheidung von Harnsäure	Hox® alpha Kapseln florabio Heilpflanzensaft Brennnessel
		Löwenzahn	regt die Nieren- und Lebertätigkeit an	florabio Heilpflanzensaft Löwenzahn

Stoffwechsel

was	wie oder warum	HEILPFLANZE	Wirkung und Anwendung	Präparate und was noch hilft
Hoher Cholesterinspiegel	zur Vorbeugung und Behandlung	Knoblauch / Artischocke	beide Pflanzen verbessern den Cholesterinstoffwechsel und senken den Cholesterinspiegel	Kwai® forte Tabletten / Sapec® Dragees / Hepar SL forte Artischocke Kapseln / Gastrobin® Artischocke Kapseln
	durch zu fettreiche Nahrung	Flohsamen / Guar	beide Pflanzen vermindern die Aufnahme der Nahrungsfette im Darm	Kneipp® Cholesterin Control / Mucofalk® Granulat / Guar Verlan® Granulat
Übergewicht	durch übermäßiges Essen	Feigenkaktus / Mangostane	Inhaltsstoffe wirken als natürliche Fettbinder / vermindert die Fetteinlagerung	Nahrungsergänzungsmittel Liposinol, über das Internet erhältlich / Nahrungsergänzungsmittel aus dem Reformhaus
	aufgrund von Antriebsschwäche, niedrigem Grundumsatz	Harfenstrauch / Mate	regt den Stoffwechsel an / wirkt anregend, steigert die Fettverbrennung, mindert das Hungergefühl	Nahrungsergänzungsmittel aus dem Reformhaus / Nahrungsergänzungsmittel aus dem Reformhaus oder als Tee
	mit Heißhungerattacken	Hoodia-Kaktus / Guar	wirkt appetitzügelnd / verlangsamt die Nahrungsverwertung im Darm	Nahrungsergänzungsmittel aus dem Reformhaus / Figur Verlan® Granulat / Guar Verlan® Granulat

Stoffwechsel

was	wie oder warum	HEILPFLANZE	Wirkung und Anwendung	Präparate und was noch hilft
Schilddrüsenüberfunktion ✚	allgemein, bei bekannter Überfunktion	Wolfstrapp	vermindert die Bildung von Schilddrüsenhormon (Präparat nicht plötzlich absetzen, langsam Dosis verringern)	thyreo-loges® Tabletten Thyreogutt® mono Tabletten + vorsichtig dosieren, nicht zusammen mit Schilddrüsenhormonpräparaten einnehmen
	mit Herzrasen	Herzgespann Weißdorn	wirkt beruhigend auf das Herz stärkt die Herzleistung, gut in Kombination mit Herzgespann	Mutellon® Tabletten (K) oder als Tee + Oxacant® sedativ Tropfen (K, Weißdorn und Herzgespann)
	mit starkem Schwitzen	Salbei	vermindert die Schweißbildung	Salbei Curarina® Tropfen Salvysat® Bürger Tabletten, Tropfen + oder als Tee
	mit Appetitlosigkeit	Angelika Bockshornklee	enthaltene Bitterstoffe regen die Verdauungstätigkeit an wirkt Appetit steigernd	Iberogast® Tropfen (K) + als Pulver aus Apotheke oder Reformhaus
	mit Unruhe und Schlafstörungen	Baldrian Hopfen	zentral dämpfend, beruhigend wirkt in Kombination mit Baldrian bei Einschlaf- und Durchschlafstörungen	Sedonium® Tabletten Baldorm® Tabletten Baldrian-Tropfen Hetterich® + Nervenruh Beruhigungsdragees Sedacur® forte Dragees (K) Alluna® Nacht Filmtabletten zum Einschlafen

Stoffwechsel

was	wie oder warum	HEILPFLANZE	Wirkung und Anwendung	Präparate und was noch hilft
Schilddrüsen-unterfunktion	allgemein, bei bekannter Unterfunktion	Blasentang / Isländisch Moos	beide Pflanzen sind jodhaltig und regen die Bildung von Schilddrüsenhormonen an	Blasentang Lorscher Kloster-Tropfen oder als Tee + der Tee hat einen etwas unangenehmen Geschmack
	mit Müdigkeit und Antriebslosigkeit	Ginseng / Rosmarin	regt den Stoffwechsel an und steigert die Leistungsfähigkeit / regt den Kreislauf an	Ginseng Curarina® Kapseln Ginsana® G115 Kapseln + als Tee
	bei Impotenz, Libidoverlust	Damiana	stärkend, anregend, steigert die Libido	Cefagil® Tabletten, Tropfen Virilis-Gastreu® S R41 Tropfen (K) (für Männer) + oder als Tee
	mit starker Gewichtszunahme	Harfenstrauch	fördert die Bildung von Schilddrüsenhormon, stoffwechselsteigernd	Nahrungsergänzungsmittel aus dem Reformhaus +
	mit depressiver Verstimmung	Johanniskraut	wirkt stimmungsaufhellend (volle Wirkung tritt erst nach 2–3 Wochen ein)	Jarsin® Tabletten Neuroplant® Aktiv Tabletten + nur hochdosierte, standardisierte Präparate verwenden

Immunsystem, Stoffwechsel

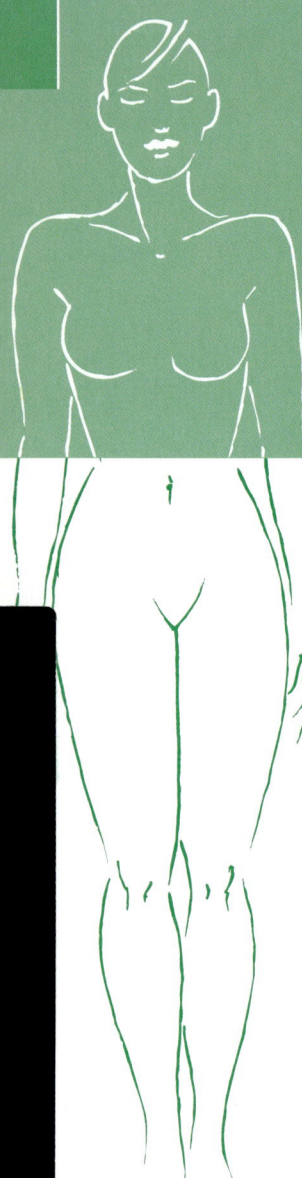

Verdauungstrakt

Unser Verdauungsapparat ist sehr sensibel. Er reagiert empfindlich auf Bakterien und Viren, doch auch Stress, Ärger oder Depressionen bringen ihn aus dem Gleichgewicht und bescheren uns die typischen Symptome wie Sodbrennen, Blähungen, Übelkeit, Erbrechen, Durchfall oder Verstopfung bis hin zu kolikartigen Beschwerden oder gar Entzündungen.

Speiseröhre

Unangenehmes Brennen hinter dem Brustbein, das **Sodbrennen,** entsteht, wenn Säure aus dem Magen in die Speiseröhre zurückläuft und dort die empfindliche Schleimhaut reizt. Die Phytotherapie kann helfen, die Säure zu puffern und die Reizung zu lindern. In manchen Fällen ist es hilfreich, die Verdauungsfunktion des Magens zu unterstützen. Tritt das Sodbrennen jedoch häufiger und länger anhaltend auf, sollten Sie Ihre Ernährungsgewohnheiten überprüfen und die Beschwerden medizinisch abklären lassen.

Magen

Falsche und hastige Ernährung sowie seelische Belastungen schlagen vielen Menschen auf den Magen – **Blähungen, Übelkeit** und **Erbrechen** sind die Folge. Besonders Dauerstress in Kombination mit dem Bakterium Helicobacter pylori können zu einem **Reizmagen** (funktionelle Dyspepsie), einer **Magenschleimhautentzündung** (akute Gastritis), oder gar zu einem **Magengeschwür** führen. Die Phytotherapie kann hier vorbeugen, leichte Beschwerden lindern und schulmedizinische Behandlungen unterstützen. Langfristig können besonders bei nervös bedingten Magenbeschwerden entspannende Maßnahmen, wie Yoga oder Autogenes Training, durchaus sinnvoll sein.

Darm

Auch unser Darm reagiert empfindlich auf psychische Belastungen. **Durchfall, Verstopfung** und das **Reizdarmsyndrom** sind häufige Darmbeschwerden, die seelische Ursachen haben können. Eine ausgewogene Ernährung spielt für die Darmgesundheit eine sehr große Rolle. Die Ursachen für **chronisch entzündliche Darmerkrankungen** sind noch nicht vollständig geklärt, aber auch hier lässt sich der Krankheitsverlauf durch Vermeidung von Stress günstig beeinflussen. Die phytotherapeutische Behandlung von Darmbeschwerden sollte also gegebenenfalls von Entspannungsmaßnahmen und einer Ernährungsumstellung begleitet sein.

Leber und Galle

Die Leber hat vor allem die Funktion der Entgiftung. Werden dem Körper, z.B. durch Medikamentenmissbrauch oder übermäßigen Alkoholkonsum, zu viele Giftstoffe zugeführt, ist die Leber überfordert und es kann zu **Leberbeschwerden, Fettleber** oder einer **Leberentzündung** kommen. Andauernde Erkrankungen der Leber können zu einer unwiderruflichen Zerstörung des Lebergewebes und damit zur **Leberzirrhose** führen.
Neben ihrer Entgiftungsfunktion produziert die Leber auch Gallenflüssigkeit, die in der Gallenblase gespeichert wird. Sie hat die Aufgabe, die Fette in der Nahrung wasserlöslich und somit besser verdaulich zu machen. Nach üppigen, zu fetten Speisen gelingt dies nicht mehr, und es können **Gallenbeschwerden**, wie Druckgefühl und Übelkeit, auftreten. Schmerzattacken im rechten Oberbauch deuten auf eine **Gallenkolik** hin, die meist in Verbindung mit **Gallensteinen** steht. Gallenbeschwerden lassen sich zum Teil sehr erfolgreich mit pflanzlichen Mitteln behandeln, die den Gallefluss anregen, und damit Stauungen, Entzündungen und die Bildung von Gallensteinen verhindern.

In diesem Kapitel

Speiseröhre
Sodbrennen	60
Reizung der Speiseröhre	60

Magen
Reizmagen	61
Magenschleimhautentzündung	62
Magenkrämpfe, Magengeschwür	62
Übelkeit, Erbrechen	63

Darm
Blähungen	64
Durchfall	65
Verstopfung	66
Morbus Crohn, Colitis ulcerosa	66
Wurmbefall bei Kindern	66
Reizdarm	67

Leber
Leberbeschwerden	68
Fettleber	68
Leberentzündung	68
Leberzirrhose	68

Galle
Gallenblasenbeschwerden	69
Gallensteine	69
Gallenkolik	69

Speiseröhre

was	wie oder warum	HEILPFLANZE	Wirkung und Anwendung	Präparate und was noch hilft
Sodbrennen	bei nervösem Magen, z. B. durch Stress, seelische Belastungen	Melisse / Kamille	wirkt beruhigend auf Magen und Nerven / beruhigt den Magen	beide als Tee / bei nächtlichem Sodbrennen vor dem Schlafengehen eine Tasse Kamillen-Melissen-Tee
	mit Völlegefühl und Aufstoßen	Schleifenblume / Artischocke	beide Pflanzen fördern die Verdauung	Iberogast® Tropfen (K) / Iberis amara Urtinktur / Cholagogum Nattermann Artischocke Liquidum / besser Tropfen statt Kapseln verwenden
	durch zu viel Magensäure	Süßholz / Kartoffel	beruhigt den Magen / wirkt als basischer Puffer bei Übersäuerung	Liquirit® Kautabletten (K) / Kartoffelpresssaft / zusätzlich viel calciumreiches, stilles Mineralwasser trinken
	während der Schwangerschaft (durch Druck auf den Magen)	Mandeln	beruhigen den Magen, puffern die Säure ab / täglich 6 Mandeln einzeln lange kauen	möglichst aus biologischem Anbau / außerdem: 1 TL Heilerde in ein halbes Glas Wasser rühren und trinken
Reizung der Speiseröhre	durch zu heiße Speisen, aufsteigende Magensäure oder wiederholtes Erbrechen	Eibisch / Königskerze	die Inhaltsstoffe beider Pflanzen bilden eine schützende Schicht auf der Speiseröhrenschleimhaut	beide als Tee

Verdauungstrakt

Magen

was	wie oder warum	HEILPFLANZE	Wirkung und Anwendung	Präparate und was noch hilft
Reizmagen (funktionelle Dyspepsie)	mit krampfartigen Schmerzen	Pfefferminze / Schafgarbe	beide Pflanzen wirken entkrampfend auf den Magen	Novopin MIG neu Carminativum Hofmann's® Tropfen (K) / Schafgarbe-Presssaft von Bombastus
	mit Appetitlosigkeit und Völlegefühl	Wermut, Enzian	bitterstoffhaltige Pflanzen regen den Appetit und die Verdauung an	Amara-Tropfen (K) / ventri-loges N® (K)
	mit Übelkeit	Ingwer	nimmt das Übelkeitsgefühl	Zintona® Kapseln / oder Aufguss von frischem, zerkleinertem Ingwer trinken
	mit häufigem Aufstoßen	Fenchel / Galgant	beruhigt den Magen, vermindert die Gasbildung / entspannt den Magen und unterstützt die Verdauung	als Tee / Aurica Fenchel Galgant Kautabletten (K) oder als Tee
	durch Nervosität oder Stress	Melisse / Lavendel	wirkt beruhigend auf Nerven und Verdauungstrakt / wirkt insgesamt beruhigend, Bauch mit Lavendelöl einreiben oder Bauchwickel anlegen	Gastrovegetalin® Kapseln, Tropfen / Lavendelöl Weleda zur äußeren Anwendung

Magen

was	wie oder warum	HEILPFLANZE	Wirkung und Anwendung	Präparate und was noch hilft
Magenschleimhautentzündung (Gastritis)	leichte Reizung, nervöser Magen	Eibisch	die enthaltenen Schleimstoffe wirken reizmindernd	als Tee; kalten Aufguss von Eibischwurzel über Nacht ziehen lassen und trinken
	Oberbauchbeschwerden, besonders nach dem Essen	Süßholz	wirkt krampflösend und entzündungshemmend, besonders in Kombination mit Kamille	als Tee vor den Mahlzeiten eine Tasse Tee in kleinen Schlucken trinken; hilfreich: regelmäßige Rollkur mit Kamillentee
Magenkrämpfe	in Wellen auftretender stechender Schmerz	Pfefferminze	wirkt beruhigend, entzündungshemmend und krampflösend	Novopin MIG neu Carminativum Hofmann's® Tropfen (K)
		Kümmel	wirkt magenberuhigend	als Tee
Magengeschwür (Ulkus)	Oberbauchschmerzen nach dem Essen, schwarzer Stuhl durch Magenbluten (Teerstuhl)	Süßholz	wirkt krampflösend und entzündungshemmend	Iberogast® Tropfen (K) Gastritol® Dr. Klein Tropfen (K)
		Hirtentäschl	wirkt blutungsstillend	Styptysat® Bürger
	mit kolikartigen Schmerzen	Kartoffel	die enthaltenen Alkaloide wirken kurzfristig entkrampfend und schmerzstillend auf den Magen	Kartoffelpresssaft aus Apotheke oder Reformhaus

Verdauungstrakt

Magen

was	wie oder warum	HEILPFLANZE	Wirkung und Anwendung	Präparate und was noch hilft
Übelkeit und Erbrechen	allgemein, auch Reiseübelkeit	Ingwer	nimmt die Übelkeit und den Brechreiz	Zintona® Kapseln oder Aufguss von frischem, zerkleinertem Ingwer trinken
	durch verdorbene Lebensmittel, eventuell mit Durchfall	Fenchel	wirkt entspannend, antibakteriell und krampflösend 2 – 5 Tropfen Fenchelöl mehrmals täglich mit Wasser verdünnt einnehmen	Fenchelöl von Bombastus oder als Tee außerdem: nach Erbrechen 1 g Spargelpulver in ¼ Liter Wasser auflösen und trinken
	mit krampfartigen Schmerzen	Gänsefingerkraut Pfefferminze	entkrampft die Magen-Darm-Muskulatur Minzöl wirkt entkrampfend auf die Magen-Darm-Muskulatur	als Tee Wildkräuteröl spezial Inspirol Heilpflanzenöl
	nervös bedingte Übelkeit, z. B. vor Prüfungen, bei Stress	Melisse	wirkt beruhigend auf die Nerven, hat einen positiven Einfluss auf den Verdauungstrakt	Gastrovegetalin® Kapseln, Tropfen oder als Tee
	Übelkeit während der Schwangerschaft	Pfefferminze Ingwer	wirkt beruhigend und krampflösend auf den Magen-Darm-Trakt lindert den Brechreiz	JHP Rödler Minzöl oder als Tee Aufguss von frischem, zerkleinertem Ingwer trinken außerdem: eine frische Zitronenscheibe lutschen

Verdauungstrakt

Darm

was	wie oder warum	HEILPFLANZE	Wirkung und Anwendung	Präparate und was noch hilft
Blähungen	mit Druck- und Völlegefühl	Angelika, Enzian, Wermut	bitterstoffhaltige Pflanzen wirken lindernd, regen die Bildung von Verdauungssäften an	Iberogast® Tropfen (K) Schwedentrunk Elixier (K) ventri-loges® Tropfen Curcu Truw® Kapseln vor dem Essen eine Tasse Tee mit Bitterstoffdrogen trinken
	kolikartige Blähungen	Gänsefingerkraut	wirkt entspannend auf den Magen (besonders in Kombination mit Kamille)	Heilpflanzensaft Schoenenberger oder beide als Tee
		Fenchel	das ätherische Fenchelöl entkrampft den Magen	
	mit Übelkeit	Ingwer	wirkt lindernd, vermindert Übelkeit und Brechreiz	Zintona® Kapseln oder Aufguss von frischem, zerkleinertem Ingwer trinken
	mit übel riechenden Winden	Kümmel	wirkt lindernd und entkrampfend auf die Magen-Darm-Muskulatur 3–6 Tropfen Öl täglich einnehmen oder den Bauch im Uhrzeigersinn einreiben	ätherisches Kümmel-Öl oder als Tee
		Knoblauch	unterstützt eine gesunde Darmflora 1 frische Knoblauchzehe in Milch kochen, Sud trinken	möglichst aus biologischem Anbau
	Blähungen bei Babys	Kümmel, Fenchel	wirken entkrampfend auf die Magen-Darm-Muskulatur	Avalon Vier Winde Öl (K), mit dem Öl den Bauch des Babys im Uhrzeigersinn massieren

Verdauungstrakt

Darm

was	wie oder warum	HEILPFLANZE	Wirkung und Anwendung	Präparate und was noch hilft
Durchfall	leichter Durchfall	Blutwurz	wirkt reizmildernd und adstringierend (zusammenziehend) auf die Darmschleimhaut	Blutwurz-ratiopharm Kapseln Herba torment® Kapseln
		Gänsefingerkraut	wirkt krampflösend	als Tee
	starker Durchfall bei Infektion mit Bakterien oder Viren, durch verdorbene Speisen, Reisedurchfall	Uzara	wirkt hemmend auf die Darmtätigkeit	Uzara® Dragees, Lösung oder Saft
		Kohle	bindet Giftstoffe beide sehr gut wirksame Mittel für die Reiseapotheke	Myrrhinil intest® Dragees (K) Birkenkohle comp. Kapseln (K)
	nervös bedingter Durchfall, z. B. bei Stress, Prüfungsangst	Frauenmantel	wirkt beruhigend auf die Darmschleimhaut, besonders in Kombination mit Melisse	als Tee oder Teemischung
	nach zu fettem Essen	Artischocke	fördert den Fettabbau und die Regeneration der Leber Tropfen statt Kapseln verwenden, vor den Mahlzeiten einnehmen	Cholagogum Natterman Artischocke, Tropfen Artischocke-Gemüsesaft Bombastus
	Durchfall bei Kindern	Karotte	Karotten kochen und pürieren (kein Fett verwenden)	möglichst aus biologischen Anbau
		Apfel	Fertigpräparat oder frischen Apfel pürieren	Aplona Apfelpektin

Verdauungstrakt

Darm

was	wie oder warum	HEILPFLANZE	Wirkung und Anwendung	Präparate und was noch hilft
Verstopfung	akut mit krampfartigen Schmerzen	Sennesblätter / Rhabarber	beide Pflanzen wirken abführend, indem sie die Wasseraufnahme in den Darm fördern, sodass der Stuhl geschmeidiger wird	Alasenn® Kräutergranulat / Neda Früchtewürfel / als Tee
	mit hartem Stuhl	Flohsamen / Leinsamen	fördert die Darmtätigkeit, macht den Stuhl geschmeidiger / 1 EL Leinsamen in einem Glas Wasser vorquellen lassen	Kneipp® Psyllium Pulver / Flohsamen von Bombastus / Leinsamen aus biologischem Anbau
	chronische Verstopfung durch Darmträgheit	Bärlauch / Brombeere	regt den Stoffwechsel an / unterstützt die Verdauung und bringt Bewegung in den Darm	Bärlauch-Presssaft aus dem Reformhaus / frische Brombeeren essen
Morbus Crohn, Colitis ulcerosa ⊕	mit entzündlichen Veränderungen der Darmschleimhaut	Indischer Weihrauch	Olibanum ist das Harz des Weihrauchbaumes, es wirkt entzündungshemmend	Olibanum Tropfen / ist derzeit in Deutschland nicht als Arzneimittel zugelassen, jedoch im Internet zu beziehen, z. B. H15 Ayurmedica®
Wurmbefall bei Kindern	kleine weiße Madenwürmer (Oxyuren) im Stuhl	Karotte / Knoblauch	1–2 Tage nur geriebene Karotten essen / unterstützt eine gesunde Darmflora	möglichst aus biologischem Anbau / 1 frische Knoblauchzehe in Milch kochen, Sud trinken, auch als Einlauf mit 1–2 EL Sud möglich

Verdauungstrakt

Darm

was	wie oder warum	HEILPFLANZE	Wirkung und Anwendung	Präparate und was noch hilft
Reizdarm	mit Verstopfung	**Flohsamen**	fördert die Darmtätigkeit, macht den Stuhl geschmeidiger	Kneipp® Psyllium Pulver Flohsamen von Bombastus
		Leinsamen	1 EL Leinsamen in einem Glas Wasser vorquellen lassen, dann einnehmen	Leinsamen aus dem Bioladen bei Reizdarm keine starken Abführmittel verwenden
	mit Durchfall	**Himbeere**	die Blätter wirken adstringierend (zusammenziehend) auf die Darmschleimhaut	als Tee
	mit krampfartigen Schmerzen	**Pfefferminze**	wirkt entkrampfend auf den Darm	Enteroplant® Kapseln (K) Medacalm® Kapseln besonders wirksam als Magensaft-resistente Kapsel
	durch Stress und Nervosität	**Melisse**	Melisse beruhigt die Nerven und den Darm	Plantinal® forte, Tabletten oder Tropfen (K) oder als Tee
		Lavendel	Lavendelöl zum Einreiben des Bauches oder als Umschlag	Weleda Lavendelöl
	mit Ängsten	**Kava Kava**	wirkt angstlösend	derzeit nur als homöopathisches Präparat erhältlich: Hervertoval (D4) Tropfen Metakaveron® N (D6) (K)

Verdauungstrakt

Leber

was	wie oder warum	HEILPFLANZE	Wirkung und Anwendung	Präparate und was noch hilft
Leberbeschwerden	Druckgefühl nach fettem oder reichlichem Essen	Löwenzahn	regt die Leberfunktion an	Florabio Heilpflanzensaft Löwenzahn oder als Tee
		Heublumen	warmen Heublumensack auf die Lebergegend legen, dabei am besten einen Mittagsschlaf machen	Heublumenmischung aus der Apotheke
Fettleber	Vergrößerung der Leber durch übermäßige Fetteinlagerung	Artischocke	aktiviert den Leberstoffwechsel, fördert den Fettabbau und wirkt entgiftend	Hepar SL® forte Kapseln Artischocke-ratiopharm Cynara Kapseln
Leberentzündung (Hepatitis)	bei chronischer Hepatitis als unterstützende Behandlung	Sojabohnen	Sojalecithin schützt die Leber, verbessert die Leberwerte	Essentiale® Kapseln Lipopharm® Kapseln, pflanzlicher Cholesterinsenker
		Löwenzahn	wirkt blutreinigend, kann Leberentzündungen günstig beeinflussen	Florabio Heilpflanzensaft Löwenzahn
Toxische Lebererkrankung	durch Pilzvergiftung oder bei Alkoholikern	Mariendistel	schützt die Leberzellen und aktiviert den Leberstoffwechsel	Silymarin STADA® Kapseln hepa-loges® Kapseln
		Sojabohnen	Lecithin aus Sojabohnen schützt die Leber	Essentiale® Kapseln Lipopharm® Kapseln, pflanzlicher Cholesterinsenker
Leberzirrhose (Schrumpfleber)	als Folge von Hepatitis oder toxischen Lebererkrankungen	Mariendistel	schützt und regeneriert die Leber und aktiviert den Leberstoffwechsel	Silymarin STADA® Kapseln Legalon® forte hepaloges® Kapseln

Verdauungstrakt

Galle

was	wie oder warum	HEILPFLANZE	Wirkung und Anwendung	Präparate und was noch hilft
Gallenblasen-beschwerden	Druckgefühl im rechten Oberbauch nach üppigen, fetten Speisen	Gelbwurz / Schöllkraut	regt die Bildung von Gallensäure an, wirkt entblähend / wirkt galletreibend, entkrampft den Gallengang und wirkt schmerzlindernd	Curcumen® Kapseln / Curcu-Truw® Kapseln / Gallemolan® forte Kapseln (K) / Choledoron® (K, Gelbwurz und Schöllkraut)
	nervös bedingte Gallenschmerzen (oft bei Frauen)	Pestwurz	wirkt entkrampfend und schmerzlindernd	Petadolex® Kapseln
Gallenkolik	krampfartige Schmerzen im rechten Oberbauch	Pestwurz / Pfefferminze	wirkt entkrampfend und schmerzlindernd / das ätherische Minzöl wirkt entkrampfend auf die Gallengänge	Petadolex® Kapseln / Spasmo gallo Sanol® N Dragees
Gallensteine	zur Vorbeugung gegen Gallensteine	Rettich / Radieschen	beide Pflanzen fördern den Gallefluss und vermindern die Steinbildung	Rettich-Presssaft von Bombastus / frisches Gemüse, möglichst aus biologischem Anbau
Gallenblasen-entzündung	gespannte Bauchdecke, Schmerzen im rechten Oberbauch, eventuell Fieber und Erbrechen	Rettich / Berberitze	wirkt entzündungshemmend / wirkt antientzündlich und galletreibend	Rettich-Presssaft von Bombastus / Leber-Galletropfen Cosmochema (K) / Heperanox® Tropfen (K)

Verdauungstrakt

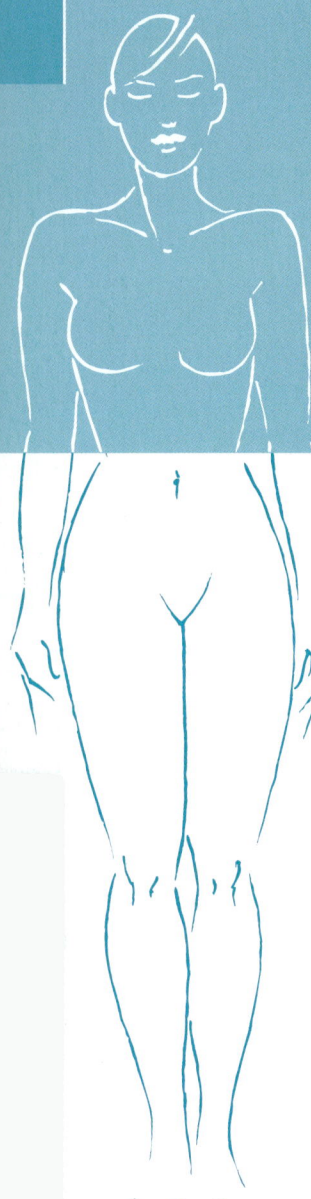

Urogenitaltrakt

Leider sind Probleme des Urogenitaltrakts immer noch ein Tabu-Thema. Inkontinenz, Impotenz oder Prostatabeschwerden werden häufig von den Betroffenen aus Scham totgeschwiegen. Dabei kann eine Behandlung in den meisten Fällen Linderung bringen. Ein vertrauliches Gespräch mit Ihrem Therapeuten ist ein erster Schritt zur Beseitigung der Probleme.

Gynäkologische Beschwerden

Viele gynäkologische Probleme, wie z. B. **Menstruationsbeschwerden, Prämenstruelles Syndrom, Wechseljahresbeschwerden** und Probleme während und nach der **Schwangerschaft,** haben hormonelle Ursachen. Ihre sanfte Behandlung ist eine Domäne der Phytotherapie, denn viele Frauen lehnen inzwischen die regelmäßige Einnahme von Hormonpräparaten ab. Die Inhaltsstoffe einiger Pflanzen haben eine hormonähnliche Wirkung und bringen Ihren Hormonhaushalt auf sanfte Art zurück in die Balance, ohne dabei unangenehme Nebenwirkungen zu haben.

Sexuelle Funktionsstörungen sind so alt wie die Menschheit und wurden von jeher phytotherapeutisch behandelt. Pflanzen mit aphrodisierender und potenzsteigernder Wirkung wurden bereits in der Antike sehr geschätzt. Seit einigen Jahren haben sich auch die großen Pharmakonzerne dieses Problems angenommen. Doch aufgrund häufiger Berichte über starke Nebenwirkungen der synthetischen Präparate kehren immer mehr Menschen zu den traditionellen pflanzlichen Mitteln zurück. Da aber häufig seelische Ursachen den Problemen zu Grunde liegen, ist eine psychologische Beratung, eventuell auch von beiden Partnern, in den meisten Fällen trotzdem empfehlenswert.

Männliche Geschlechtsorgane

Die häufigsten Erkrankungen des männlichen Urogenitaltraktes betreffen die Prostata, ein ungefähr walnussgroßes Organ, das den Harnleiter umschließt. **Prostatabeschwerden** treten ab dem 50. Lebensjahr gehäuft auf und nehmen hormonell bedingt mit den Jahren immer mehr zu. Ein vermehrter Harndrang oder Probleme beim Wasserlassen, hervorgerufen durch eine Prostatavergrößerung, sind die häufigsten Symptome, die für viele

Männer auch ein psychologisches Problem darstellen. Das Auftreten von Prostatabeschwerden ist für sie wie ein Alarmzeichen, nun alt zu sein; deshalb wird ein Besuch beim Arzt oft aus Scham hinausgezögert. Dabei können pflanzliche Präparate, gerade wenn sie frühzeitig angewendet werden, die Symptome lindern und eine weitere Vergrößerung der Prostata verhindern.

Nieren, Blase und Harnwege

Harnwegsinfektionen treten besonders häufig bei Frauen und Kindern auf. Sie werden durch Verkühlung, aber auch durch Einwanderung von Bakterien durch die Harnröhre hervorgerufen. Bei leichteren aber auch bei chronischen Infektionen kann die Phytotherapie sehr wirksam sein. Keimtötende Mittel sollten dabei immer mit harntreibenden Tees kombiniert werden, die die Harnwege „sauberspülen". Auch bei Funktionsstörungen der Blasenmuskulatur (**Reizblase, Inkontinenz**) können pflanzliche Heilmittel Ihnen Linderung bringen, sollten aber am besten durch zusätzliche Maßnahmen, wie Beckenbodengymnastik zur Kräftigung der Blasenmuskulatur, unterstützt werden.

Bei **Blasen- und Nierensteinen** und anderen **Nierenproblemen** wird die Phytotherapie eher begleitend zur Durchspülung der Harnwege eingesetzt, wobei Sie unbedingt auf reichliche Flüssigkeitszufuhr in Form von stillem Wasser, Kräutertees oder verdünnten Fruchtsäften achten sollten.

In diesem Kapitel

Weibliche Geschlechtsorgane
Ausfluss	72
Juckreiz in der Scheide	72
Eierstock-, Eileiterentzündung	73
Sexuelle Störungen	73
Prämenstruelles Syndrom	73
Menstruationsbeschwerden	74

Schwangerschaft
Schwangerschaftsbeschwerden	75
Beschwerden nach der Entbindung	76

Wechseljahre
Wechseljahresbeschwerden	77

Männliche Geschlechtsorgane
Prostatabeschwerden	79
Impotenz	79

Nieren, Blase, Harnwege
Blasenschwäche	80
Blasenentzündung	80
Harngrieß	80
Nierenschmerzen	81
Nierenentzündung, Nierenbeckenentzündung	81
Nierensteine, Blasensteine	81
Niereninsuffizienz	81

Weibliche Geschlechtsorgane

was	wie oder warum	HEILPFLANZE	Wirkung und Anwendung	Präparate und was noch hilft
Ausfluss	weißlicher Ausfluss	Weiße Taubnessel	wirkt zusammenziehend auf die Schleimhaut / Aufguss als Tee trinken und als Sitzbad anwenden	als Tee
	gelblicher oder grünlicher Ausfluss, unangenehmer Geruch	Knoblauch	tötet Erreger ab	in Mull gehüllte Knoblauchzehe wie einen Tampon in die Scheide einführen
Juckreiz in der Scheide	durch Trockenheit in der Scheide	Nachtkerze	wirkt regulierend auf Haut und Schleimhäute mindestens 4 Wochen lang einnehmen	Epogam® Kapseln / Gamma Cur® Kapseln
		Borretsch	das Öl wirkt entzündungshemmend und ausgleichend, mindestens 4 Wochen lang einnehmen	Epogam® Kapseln / Gamma Cur® Kapseln
	durch Pilzinfektion	Knoblauch	tötet Erreger ab	in Mull gehüllte Knoblauchzehe wie einen Tampon in die Scheide einführen
	durch Infektion mit Bakterien oder Viren	Kamille	wirkt keimtötend und entzündungshemmend, als Sitzbad anwenden	Kamillosan® Wund- und Heilbad / Kamillin® Extern Robugen Lösung
		Eiche	die Rinde tötet Viren ab und lindert den Juckreiz, als Sitzbad anwenden	Eichenrindenextrakt Dr. Schupp

Urogenitaltrakt

Weibliche Geschlechtsorgane

was	wie oder warum	HEILPFLANZE	Wirkung und Anwendung	Präparate und was noch hilft
Eierstock- oder Eileiterentzündung	Schmerzende Eierstöcke, rechts oder links im Unterleib	Indischer Weihrauch	Olibanum ist das Harz des Weihrauchbaumes, es wirkt entzündungshemmend	Olibanum als Zäpfchen sind in Deutschland schwer zu bekommen, Herstellung auf Bestellung in manchen Apotheken möglich
Sexuelle Störungen	vorübergehende sexuelle Unlust durch Leistungsdruck, Stress	Damiana / Rosenwurz	wirkt aphrodisierend / erhöht die Stressresistenz	Cefagil® Tabletten, Tropfen / Vigodana® Kapseln (K) / Lentaya® Kapseln (K) / Rhodiola rosea 3% Kapseln
Prämenstruelles Syndrom (PMS)	bei allen PMS-Beschwerden, insbesondere bei Brustschmerzen	Mönchspfeffer / Nachtkerze	normalisiert den Prolaktinspiegel / das Öl wirkt ausgleichend, langfristige Einnahme nötig	Agnus castus STADA® Tabletten / Femicur® N Kapseln / Epogam® Kapseln / Gamma Cur® Kapseln
	depressive Verstimmung	Johanniskraut	wirkt stimmungsaufhellend (besonders in Kombination mit Traubensilberkerze)	Jarsin® Dragees / Laif® 600 Tabletten / Remifemin® plus Tabletten (K, Traubensilberkerze und Johanniskraut)
	nervöse Unruhe, Schlafstörungen	Melisse, Baldrian, Hopfen	alle 3 Pflanzen wirken beruhigend und entspannend häufig gemeinsam in Kombinationspräparaten	Sedacur® forte Beruhigungsdragees (K) / Pascosedon® Tabletten (K) / Neurapas® balance Tabletten oder als Tees

Urogenitaltrakt

Weibliche Geschlechtsorgane

was	wie oder warum	HEILPFLANZE	Wirkung und Anwendung	Präparate und was noch hilft
Menstruations-beschwerden	schmerzhafte Menstruation	Gänsefingerkraut Schafgarbe	beide Pflanzen wirken entspannend auf den Unterleib, eine Woche vor Beginn der Regel mit der Einnahme anfangen	Florabio Gänsefingerkrautsaft oder als Tee Schafgarbe Pflanzensaft Allpharm Schafgarbe Tropfen Bio-Diät
	Unterleibskrämpfe	Pestwurz	entkrampft die Uterusmuskulatur und wirkt schmerzlindernd	Petadolex® Kapseln
	zu starke oder lang anhaltende Blutungen	Hirtentäschl Frauenmantel	wirkt blutungsstillend wirkt zusammenziehend auf die Schleimhäute	Styptysat® als Tee eine Woche vor Beginn der Regel mit der Einnahme anfangen
	Zyklusstörungen, unregelmäßige Blutungen	Mönchspfeffer Rhapontik-Rhabarber	beide Pflanzen enthalten hormonähnliche Substanzen und wirken ausgleichend auf den Hormonhaushalt	Agnus castus STADA® Tabletten Femicur® N Kapseln Phytoestrol® N Tabletten
	Migräne durch Hormonschwankungen	Pestwurz Mönchspfeffer	entkrampft Muskulatur und Blutgefäße und wirkt dadurch schmerzlindernd wirkt ausgleichend auf den Hormonhaushalt	Petadolex® Kapseln Agnus castus STADA® Tabletten Femicur® N Kapseln

Urogenitaltrakt

Schwangerschaft

was	wie oder warum	HEILPFLANZE	Wirkung und Anwendung	Präparate und was noch hilft
Schwangerschaftsbeschwerden	Übelkeit und Erbrechen zu Beginn der Schwangerschaft	Ingwer	wirkt lindernd klein geschnittene Ingwerknolle mit heißem Wasser übergießen und in kleinen Schlucken trinken	Zintona® Kapseln oder frischer Aufguss außerdem: 1 Scheibe frische Zitrone lutschen
	Sodbrennen durch Druck auf Magen	Mandeln	beruhigen den Magen, puffern die Säure täglich 6 Mandeln einzeln lange kauen	möglichst aus biologischem Anbau außerdem: 1 TL Heilerde in ein halbes Glas Wasser rühren und trinken
	Wasseransammlung (Ödeme)	Brennnessel Birke	die Blätter beider Pflanzen wirken harntreibend und entwässernd außerdem: salzarm ernähren, entwässerndes Gemüse essen wie Porree, Spargel, Gurken	Urol® pros Dragees Florabio Brennnesselsaft oder als Tee Urorenal® Brausetabletten oder als Tee
	Vorbeugung gegen Schwangerschaftsstreifen	Nachtkerze Mandel	die Öle beider Pflanzen halten die Haut geschmeidig regelmäßig Bauch und Brüste massieren	als Massageöle im Handel außerdem: den Bauch zur Durchblutung sanft mit Luffa-Handschuh massieren
	Kopfschmerzen	Pfefferminze	das ätherische Minzöl wirkt schmerzlindernd auf die Schläfen auftragen	Euminz® Pfefferminzöl Novopin MIG neu Lösung

Urogenitaltrakt

Schwangerschaft

was	wie oder warum	HEILPFLANZE	Wirkung und Anwendung	Präparate und was noch hilft
Beschwerden nach der Entbindung	Dammschnitt oder Dammriss	Kamille	wirkt entzündungshemmend und heilend; täglich ein Sitzbad nehmen, zusätzlich Kamillensalbe anwenden	Kamillosan® Wund- und Heilbad oder Salbe; Kamillin® Bad Robugen, Lösung
	Narbenpflege nach Kaiserschnitt	Asiatischer Wassernabel	vermindert die Bildung von Narbenwucherungen	derzeit in Deutschland nur als Kosmetikprodukt erhältlich, hochdosiert als Arzneimittel in Frankreich und Belgien unter dem Namen Madecassol
	postnatale Depressionen (Baby-Blues)	Johanniskraut	wirkt stimmungsaufhellend; besonders gut in Kombination mit Traubensilberkerze	Remifemin® plus Tabletten (K)
	Reizung der Brustwarzen durch Stillen	Johanniskraut / Ringelblume	die Öle beider Pflanzen fördern die Heilung, die Brustwarze nach dem Stillen mit Johanniskrautöl (Rotöl) oder Calendula-Salbe einreiben	Johanniskraut Rotöl Jokunda; Calcea Wund- und Heilcreme Wala (K); Weleda Heilsalbe (K)
	Brustentzündung	Arnika	wirkt entzündungshemmend, Tinktur 1:10 mit Wasser verdünnen (Umschlag) oder mit Quark vermischen (Auflage)	Arnikatinktur Hetterich®; Arnikatinktur Hofmann's®; Quarkauflage mit Arnika
		Mönchspfeffer	normalisiert den Milchfluss	Klimaktosin Tropfen; Agnus castus STADA® Tabletten; Femicur® N Kapseln

Urogenitaltrakt

76

Wechseljahre

was	wie oder warum	HEILPFLANZE	Wirkung und Anwendung	Präparate und was noch hilft
Beschwerden nach der Entbindung (Forts.)	starke Nachblutungen	Hirtentäschl Mutterkorn	wirkt blutungsstillend wirkt krampflösend und blutungsstillend	Styptysat® Bürger Tabletten Secale cornutum D4 von DHU darf nur in homöopathischer Verdünnung eingesetzt werden
	ungewollter Harnabgang durch Schwäche der Beckenbodenmuskulatur	Kürbis Afrikanische Pflaume	die Wirkstoffe in den Samen vermindern den Harndrang stärkt die Blasenmuskulatur	Cyst-Urogenin® Kapseln Vesiherb® Tabletten Tadenan®, derzeit nur in Österreich und Frankreich auf dem Markt
Wechseljahresbeschwerden	allgemein bei allen Wechseljahresbeschwerden	Traubensilberkerze Rhapontik-Rhabarber	beide Pflanzen enthalten Phytohormone und unterstützen die hormonelle Balance	Remifemin® Tabletten Natu fem® Kapseln Klimadynon® Uno Tabletten Phytoestrol® N Tabletten
	Hitzewallungen	Frauenmantel Traubensilberkerze	vermindert Hitzewallungen und Schweißausbrüche enthält östrogenähnliche Phytohormone	Frauenmanteltropfen Aalborg oder als Tee Remifemin® Tabletten Natu fem® Kapseln
	Schweißausbrüche	Salbei	wirkt lindernd, schweißhemmend und desodorierend	Sweatosan n Tabletten Salvysat® Bürger Tabletten (Salbeitinktur wegen des hohen Thujongehaltes nicht einnehmen)

Urogenitaltrakt

Wechseljahre

was	wie oder warum	HEILPFLANZE	Wirkung und Anwendung	Präparate und was noch hilft
Wechseljahres-beschwerden	Brustschmerzen	**Mönchspfeffer** / **Wolfstrapp**	beide Pflanzen vermindern die Bildung von Prolaktin und verhindern damit ein schmerzhaftes Anschwellen der Brust	Agnus castus STADA® Tabletten / Femicur® N Kapseln / Hervertogyn Tabletten / thyreo-loges® Tabletten
	Schlafstörungen	**Melisse** / **Baldrian**	beide Pflanzen wirken beruhigend und ausgleichend / vor dem Schlafengehen einen Tee aus Melisse und Baldrian trinken	Heumann Beruhigungstee / Tenerval® (K) / Sedariston® Tropfen (K) / Phytonoctu® Tabletten (K) oder als Tee
	Trockenheit in der Scheide	**Traubensilberkerze** / **Nachtkerze**	enthält östrogenähnliche Phytohormone / das Öl wirkt ausgleichend auf die Schleimhäute (innerlich)	Remifemin® Tabletten / Klimadynon® Uno Tabletten / Epogam® Kapseln / Gamma Cur® Kapseln
	Stimmungs-schwankungen, Depressionen	**Johanniskraut**	wirkt stimmungsaufhellend / am besten in Kombination mit Traubensilberkerze	Remifemin® plus (K) Tabletten
	Osteoporose durch Östrogenmangel	**Traubensilberkerze** / **Brennnessel**	hat östrogenähnliche Wirkung / enthält viel Calcium, verhindert den Knochenabbau	Remifemin® Tabletten / Natu fem® Kapseln / Urticalcin (K), zur Zeit nur in der Schweiz auf dem Markt

Urogenital-trakt

78

Männliche Geschlechtsorgane

was	wie oder warum	HEILPFLANZE	Wirkung und Anwendung	Präparate und was noch hilft
Prostatabeschwerden	Probleme beim Wasserlassen, häufiger Harndrang	**Brennnessel** / **Afrikanische Pflaume**	entspannt die Prostata (besonders in Kombination mit Sägepalmfrüchten) / unterstützt die Blasenmuskulatur	Prostamed® Urtica Kapseln / Cysto Hevert® Tropfen (K) / Tadenan®, zur Zeit nur in Österreich und Frankreich auf dem Markt
	Prostatavergrößerung (Prostatahyperplasie)	**Kürbis** / **Sägepalme**	der in beiden Pflanzen enthaltene Wirkstoff Sitosterin unterstützt das Abschwellen der Prostata	Cysto-Uregenin® Kapseln / Granu Fink® Prosta Kapseln (K) / Prostagutt® uno Kapseln / Remiprostan® uno Kapseln
Impotenz	durch körperliche oder seelische Erschöpfung, Stress	**Taigawurzel** / **Rosenwurz**	hilft bei nachlassender Leistungsfähigkeit / erhöht die Stressresistenz	Energotin® aktiv Kapseln / Konstitutin® forte Kapseln / Vigodana® Kapseln (K) / Lentaya® Kapseln (K)
	Nachlassen der sexuellen Lust	**Potenzholz**	wirkt aphrodisierend und potenzsteigernd	Repursan Tabletten (K) oder als Tee
	wegen Durchblutungsstörungen (Arteriosklerose)	**Gingko**	verbessert die Durchblutung	Tebonin® intens / Kaveri® Filmtabletten / mindestens 120 mg Gingko-Extrakt pro Tag einnehmen

Urogenitaltrakt

Nieren, Blase und Harnwege

was	wie oder warum	HEILPFLANZE	Wirkung und Anwendung	Präparate und was noch hilft
Blasenschwäche (Inkontinenz)	häufiger Harndrang oder unwillkürlicher Harnverlust	Kürbis	vermindert den Harndrang	Cysto-Uregenin® Kapseln Granu Fink® Prosta Kapseln
		Afrikanische Pflaume	stärkt die Blasenmuskulatur	Tadenan®, derzeit nur in Österreich und Frankreich auf dem Markt
	bei Frauen durch Hormonumstellung	Frauenmantel	wirkt ausgleichend auf den Hormonhaushalt	als Tee
		Hopfen	hat beruhigende und mild östrogenartige Wirkung	Granu Fink® Femina Kapseln (K) oder als Tee
Blasenentzündung, Harnwegsinfekt	häufiger Harndrang, Brennen beim Wasserlassen	Bärentraube	wirkt desinfizierend	Uvalysat® Bürger Tabletten Cystinol® akut Tabletten (nicht länger als eine Woche anwenden)
		Meerrettich, Kapuzinerkresse	wirken als pflanzliche Antibiotika	Angocin® Anti-Infekt N (in Kombination mit Blasentee einnehmen)
	chronisch oder häufig wiederkehrend	Preiselbeere	wirkt harntreibend und antibakteriell	jeden Tag 0,1 Liter Preiselbeersaft trinken
		Goldrute, Birke	wirken harntreibend, spülen die Harnwege	Harntee Steiner® (K) Renob® Blasen- und Nierentee (K)
Harngrieß	trüber Harn	Goldrute, Birke, Orthosiphon	alle drei Pflanzen wirken harntreibend, spülen Harngrieß aus und beugen Harnsteinen vor	Harntee Steiner® (K) Heweberberol-Tee (K) BioCyst® Kapseln (K)

Urogenitaltrakt

Nieren, Blase und Harnwege

was	wie oder warum	HEILPFLANZE	Wirkung und Anwendung	Präparate und was noch hilft
Nierenschmerzen	leichter Druckschmerz in der Seite durch Verkühlung	Hauhechel, Birke	wirken harntreibend und entzündungshemmend	Heweberberol-Tee (K) Renob® Blasen- und Nierentee (K)
		Ingwer	wirkt erwärmend, klein geschnittenen Ingwer in den Nierentee geben	Aufguss mit frischem Ingwer
Nierenbecken- oder Nierenentzündung ⊕	andauernde Schmerzen in der Seite und im Rücken	Meerrettich, Kapuzinerkresse	beide wirken als pflanzliche Antibiotika	Angocin® Anti-Infekt N in Kombination mit harntreibendem Blasentee einnehmen
Nierengrieß	trüber Harn	Goldrute, Birke, Orthosiphon	die Blätter aller drei Pflanzen wirken harntreibend, spülen Nierengrieß aus und beugen Nierensteinen vor	Harntee Steiner® (K) Heweberberol-Tee (K) BioCyst® Kapseln (K) dazu viel stilles Mineralwasser trinken
Nieren- oder Blasensteine ⊕	mit kolikartigen Schmerzen	Pestwurz	entspannt die Muskulatur der Harnwege	Petadolex® Kapseln
Niereninsuffizienz ⊕	mit Ödemen (z.B. geschwollene Augenlider)	Goldrute Wacholder	beide Pflanzen regen die Nierentätigkeit an und fördern die Wasserausscheidung	BioCyst® Kapseln (K) Wacholderbeeröl Kapseln Twardy

Urogenitaltrakt

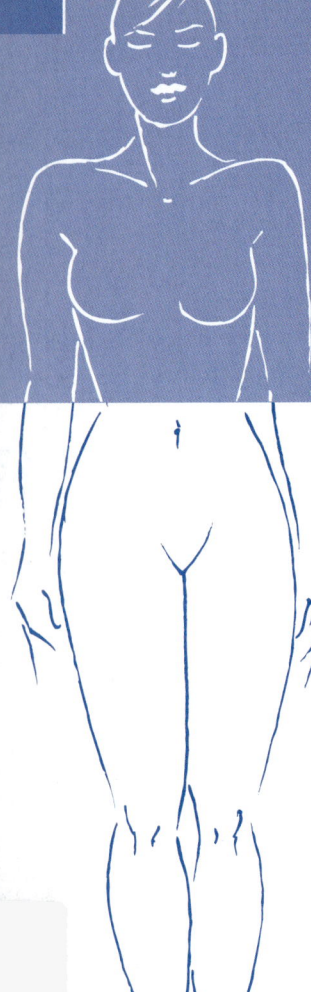

Bewegungsapparat

Schmerzen an Rücken und Gelenken sind für viele Menschen ein ständiger Begleiter, der die Lebensqualität entscheidend einschränkt. Die Phytotherapie bietet Möglichkeiten, diesen Schmerzen auf natürlichem Wege zu begegnen. Viele Pflanzen haben entzündungshemmende, schmerzlindernde oder durchblutungsfördernde Eigenschaften, die es zu nutzen gilt.

Muskeln, Knochen und Sehnen

Unsere Muskeln sind tagtäglich im Dauereinsatz. Auch wenn wir uns nicht bewegen, sind einige von ihnen angespannt. Regelmäßige An- und Entspannungsübungen, wie sie bei leichten Ausdauersportarten oder bei der Muskelentspannung nach Jacobson, ausgeführt werden, sind für eine gesunde Funktion des Bewegungsapparats wichtig. Auf zu starke Belastung reagieren die Muskeln mit **Verspannungen, Krämpfen** und **Muskelkater,** die sich gut mit wärmenden und muskelentspannenden Anwendungen behandeln lassen. Auch die Sehnen sind empfindlich gegenüber zu hoher Belastung, es kommt zu **Sehnenzerrungen** und **Sehnenscheidenentzündungen.**

Verletzungen der Knochen (**Knochenbrüche**) treten bei gesunden Menschen nur durch massive Stürze oder Unfälle auf. Allerdings können die Knochen durch Knochenschwund (**Osteoporose**) vor allem im höheren Alter so instabil werden, dass das Risiko eines Knochenbruchs stark ansteigt.

Rücken

Rückenprobleme sind eine der häufigsten Zivilisationskrankheiten: Bewegungsmangel und zu langes Sitzen lässt die Rückenmuskulatur erschlaffen und belastet die Wirbelsäule. Häufig sind eingeklemmte Nerven (**Hexenschuss**) oder **Bandscheibenprobleme** die Ursache von starken Rückenschmerzen. Die Phytotherapie kann hier nur lindernd wirken. Langfristig hilft nur die Kräftigung der Rückenmuskulatur durch gezieltes Rückentraining.

Verletzungen und Entzündungen

Bei stumpfen Verletzungen, wie **Verstauchungen, Zerrungen, Blutergüssen,** aber auch bei **Schleimbeutelentzündungen** und **Tennisarm** finden Sie in diesem Kapitel eine Auswahl an Phytotherapeutika, die – meist äußerlich angewendet – Schmerzen lindern und Entzündungen und Schwellungen abklingen lassen. Manchmal ist jedoch ein Besuch beim Physiotherapeuten oder Osteopathen angezeigt, um die uneingeschränkte Beweglichkeit der verletzten Gliedmaßen wiederzuerlangen.

Rheumatische Erkrankungen

Unter dem Begriff Rheuma verstehen wir gemeinhin eine entzündliche Gelenkserkrankung (**Arthritis**), die besonders häufig die Fingergelenke befällt. Ähnlich schmerzhaft ist die **Arthrose**, ein Gelenkverschleiß, von dem häufig ältere Menschen betroffen sind. Weniger bekannte rheumatische Erkrankungen sind der **Weichteilrheumatismus** sowie **Morbus Bechterew**, der bevorzugt die Wirbelsäule betrifft. **Fibromyalgie** ist ein komplexes Krankheitsbild mit Schmerzen, Depressionen und Schlafstörungen, das schwer zu diagnostizieren und noch schwerer zu behandeln ist.

Allen rheumatischen Erkrankungen ist gemeinsam, dass im Körper Entzündungsprozesse ablaufen, die meist auf eine Reaktion des Immunsystems zurückzuführen sind. Ziel einer langfristigen Therapie muss daher sein, das Immunsystem zu stabilisieren und die Entzündungsprozesse zu vermindern. Dazu kann die Phytotherapie einen wichtigen Beitrag leisten. Unterstützend ist eine Ernährungsumstellung zur Entsäuerung und Entgiftung des Körpers überaus empfehlenswert.

In diesem Kapitel

Muskeln, Knochen, Sehnen

Muskelkater, Muskelverspannung	84
Muskelzerrung	84
Muskelkrämpfe	85
Unruhige Beine	85
Knochenbruch	86
Osteoporose	86
Sehnenscheidenentzündung	87
Sehnenzerrung	87

Verletzungen

Verstauchung	88
Bluterguss	89
Schwellungen, Ödeme	89
Schleimbeutelentzündung	90
Tennisarm	90
Reizung des Ischiasnervs	90

Rücken und Gelenke

Hexenschuss	91
Bandscheibenvorfall	91
Arthrose	92

Rheumatische Erkrankungen

Arthritis	93
Weichteilrheumatismus	94
Morbus Bechterew	95
Fibromyalgie	95

Muskeln, Knochen, Sehnen

was	wie oder warum	HEILPFLANZE	Wirkung und Anwendung	Präparate und was noch hilft
Muskelkater	allgemein	Heublumen	wirken entspannend, durchblutungsfördernd, schmerzlindernd Heublumensack im Wasserdampf erwärmen und auflegen, oder als Heublumen als Badezusatz	Heublumensack aus der Apotheke Heublumen-Bad (kann allergische Reaktionen auslösen)
	besonders in den Beinen	Rosskastanie	durchblutungsfördernd als Einreibung oder Badezusatz	Essaven® Gel Badezusätze mit Rosskastanien-Extrakt
Muskelverspannung	mit Verhärtungen und Schmerzen, besonders im Nackenbereich	Senf Cayennepfeffer	steigert die Durchblutung, Senfauflage zubereiten wirkt erwärmend und schmerzlindernd	Senfmehl mit warmem Wasser und etwas Mehl andicken, auftragen Capsamol®-Salbe oder Pflaster mit Cayenne
Muskelzerrung	allgemein	Kampfer Eisenhut	schmerzlindernd, durchblutungsfördernd schmerzstillend	Camphoderm® Emulsion Mobilind® Gel (K) Aconit Schmerzöl (K) (Eisenhut nur als Fertigpräparat anwenden, Pflanze ist stark giftig)
	z. B. im Schulter-Arm-Bereich	Cayennepfeffer	erwärmend, schmerzlindernd	Capsamol®-Salbe oder Pflaster mit Cayenne kann Allergien auslösen

Muskeln, Knochen, Sehnen

was	wie oder warum	HEILPFLANZE	Wirkung und Anwendung	Präparate und was noch hilft
Muskelkrämpfe	durch Überanstrengung beim Sport	Rosmarin	wirkt erwärmend und durchblutungsfördernd; vor dem Sport die Muskeln einreiben	Dolocyl® Muskel- und Gelenköl (K); eventuell zusätzlich ein Magnesiumpräparat einnehmen (300 mg pro Tag)
	bei Durchblutungsstörungen (nächtliche Wadenkrämpfe)	Ginkgo / Steinklee	fördert die Durchblutung; verbessert die Fließfähigkeit des Blutes	Gingium® Tabletten; Ginkopur® Tropfen; Meli Rephastasan® Tropfen
	häufiges Auftreten von Muskelkrämpfen am ganzen Körper ⊕	Chinarinde	wirkt krampflösend (als begleitende Therapie)	Limptar® N Tabletten
	während der Schwangerschaft	Hafer	Haferflocken enthalten viel Magnesium, das einer Verkrampfung der Muskeln vorbeugt	Haferflocken aus biologischem Anbau; oder ein Magnesiumpräparat aus der Apotheke (300 mg Magnesium pro Tag)
Restless Legs (unruhige Beine)	unruhiges Gefühl und Schmerzen in den Beinen	Juckbohne	enthält natürliches L-Dopa, führt zu Muskelentspannung	derzeit in Deutschland nicht als Arzneimittel zugelassen, jedoch im Internet zu beziehen unter www.mucuna.de

Bewegungsapparat

Muskeln, Knochen, Sehnen

was	wie oder warum	HEILPFLANZE	Wirkung und Anwendung	Präparate und was noch hilft
Knochenbruch ✚	geschlossener Bruch	**Beinwell**	fördert die Kallusbildung, abschwellend, entzündungshemmend. Brei aus Wurzelpulver und Wasser äußerlich auftragen	Kytta Salbe® F oder Beinwellwurzelpulver aus der Apotheke. nicht länger als 4–6 Wochen anwenden, kann zu Hautirritationen führen
		Zinnkraut	hoher Calciumgehalt, fördert die Kallusbildung, innerlich zur Heilungsunterstützung	als Tee mehrmals zwischen den Mahlzeiten, 2–3 g täglich
	mit starker Schwellung	**Rosmarin** **Arnika**	beide Pflanzen wirken schmerzstillend, durchblutungsfördernd, abschwellend äußerlich auftragen	Rosapinol® Salbe. Thüringer Arnikatinktur. Arnikatinktur Hetterich®
Osteoporose	in den Wechseljahren	**Traubensilberkerze** **Mönchspfeffer**	beide Pflanzen enthalten pflanzliche Östrogene, sie vermindern den Calciumabbau in den Knochen	Cefakliman® mono Kapseln, Tropfen. Remifemin® Tabletten. Femisana H Tropfen (K)
	bei Schmerzen	**Beinwell**	schmerzstillend. Brei aus Wurzelpulver und Wasser äußerlich auftragen	Kytta Salbe® F oder Beinwellwurzelpulver aus der Apotheke. nicht länger als 4–6 Wochen anwenden, kann zu Hautirritationen führen

Muskeln, Knochen, Sehnen

was	wie oder warum	HEILPFLANZE	Wirkung und Anwendung	Präparate und was noch hilft
Sehnenscheidenentzündung	überwärmtes, eventuell geschwollenes Gelenk nach Überanstrengung	Arnika	entzündungshemmend, schmerzlindernd — Tinktur 1:10 mit Wasser verdünnen (Umschlag) oder mit Quark vermischen (Quarkwickel)	Kneipp® Arnika Kühlgel, doc® Salbe + Thüringer Arnikatinktur, Arnikatinktur Hetterich®
	Schmerzen nur bei Bewegung	Beinwell	entzündungshemmend — Brei aus Wurzelpulver und Wasser äußerlich auftragen	Kytta-Salbe® F, Traumaplant® Salbe + oder Beinwellwurzelpulver aus der Apotheke
	chronische Beschwerden, keine Überwärmung	Senf	erwärmend, durchblutungsfördernd — Senfmehl mit warmem Wasser und etwas Mehl andicken, auftragen	Senfmehl aus der Apotheke + nicht bei akuter Entzündung anwenden
Sehnenschwäche	wiederholtes Umknicken z. B. des Fußes	Zinnkraut	stärkt das Bindegewebe, langfristig anwenden (innerlich oder äußerlich)	Equisetum arvense 10% Salbe + oder als Tee regelmäßig trinken
Sehnenzerrung	Schmerzen bei Bewegung, eventuell Schwellung	Arnika	schmerzstillend, abschwellend — Tinktur 1:10 mit Wasser verdünnen (Umschlag) oder mit Quark vermischen (Quarkwickel)	doc® Salbe, Kneipp® Arnika Kühlgel + Thüringer Arnikatinktur, Arnikatinktur Hetterich®

Bewegungsapparat

Verletzungen

was	wie oder warum	HEILPFLANZE	Wirkung und Anwendung	Präparate und was noch hilft
Verstauchung	bei intakter Haut	Beinwell	wirkt abschwellend und entzündungshemmend Wurzelpulver mit warmem Wasser zu Brei vermischen, äußerlich auftragen	Kytta-Plasma® Paste Traumaplant® Salbe oder Beinwellwurzelpulver aus der Apotheke kann Hautreaktionen hervorrufen
	bei starken Schmerzen	Arnika	antientzündlich, schmerzlindernd Tinktur 1:10 mit Wasser verdünnen (Umschlag) oder mit Quark vermischen (Quarkwickel)	Kneipp® Arnika Kühlgel, Salbe Thüringer Arnikatinktur Arnikatinktur Hetterich®
	mit starker Schwellung	Arnika Pfefferminze	schmerzstillend, durchblutungsfördernd, abschwellend das ätherische Minzöl wirkt kühlend und schmerzlindernd	Thüringer Arnikatinktur Kneipp® Arnika Kühlgel Retterspitz Muskel- und Nervenöl (K) Wildkräuteröl special (K)
	mit Nervenbeteiligung, Nervenreizung	Johanniskraut	das Öl wirkt antientzündlich, mehrmals täglich einreiben	Johanniskraut Rotöl Jukunda Johanniskraut erhöht die Lichtempfindlichkeit der Haut
	mit Bluterguss	Steinklee Arnika	lässt Blutergüsse schneller abschwellen Tinktur 1:10 mit Wasser verdünnen (Umschlag) oder mit Quark vermischen (Wickel)	Meli Rephastasan® Tinktur Thüringer Arnikatinktur Kneipp® Arnika Kühlgel

Verletzungen

was	wie oder warum	HEILPFLANZE	Wirkung und Anwendung	Präparate und was noch hilft
Bluterguss	mit Schwellung und starker Verfärbung	Steinklee / Arnika	beide Pflanzen lassen den Bluterguss schneller verschwinden / Tinktur 1:10 mit Wasser verdünnen und Umschläge machen	Meli Rephastasan® Tinktur / Thüringer Arnikatinktur / Arnikatinktur Hetterich®
	mit Schürfwunde	Ringelblume	antibakteriell, entzündungshemmend	Traumeel® S Salbe (K)
Schwellungen	geschwollene Gelenke durch Entzündung oder Zerrung	Pfefferminze / Arnika	das ätherische Minzöl wirkt kühlend und schmerzlindernd / wirkt entzündungshemmend und schmerzlindernd	Retterspitz Muskel- und Nervenöl (K) / Wildkräuteröl special K (K) / Arnika Symphytum comp. (K) / Thüringer Arnikatinktur
	durch starken Bluterguss	Arnika / Steinklee	beide Pflanzen lassen den Bluterguss schneller verschwinden / Tinkturen mit Wasser verdünnen und Umschläge machen	Thüringer Arnikatinktur / Traumacyl® Salbe (K) / Meli Rephastasan® Tinktur
Ödeme	geschwollene Beine durch Wassereinlagerung	Birke / Zinnkraut	beide Pflanzen wirken harntreibend und entwässernd	Schoenenberger Heilpflanzensaft Birke oder Zinnkraut oder als Tees

Bewegungsapparat

Verletzungen

was	wie oder warum	HEILPFLANZE	Wirkung und Anwendung	Präparate und was noch hilft
Schleimbeutel- entzündung	bei akuter Entzündung, Hautbereich gerötet	Arnika	antientzündlich, abschwellend Tinktur 1:10 mit Wasser verdünnen (Umschlag) oder mit Quark vermischen (Wickel)	Thüringer Arnikatinktur Arnikatinktur Hetterich® doc® Salbe Quarkwickel mit Arnika auflegen
	bei chronischer Entzündung	Beinwell Indischer Weihrauch	beide Pflanzen wirken entzündungshemmend	Kytta-Salbe® F Traumaplant® Salbe derzeit in Deutschland nicht als Arzneimittel zugelassen, jedoch im Internet zu beziehen, z. B. H15 Ayurmedica®
Tennisarm	mit Schmerzen im Ellenbogengelenk	Wintergrün	ätherisches Öl wirkt entzündungshemmend und schmerzlindernd	Perskindol® Dolo Gel (K) derzeit nur in der Schweiz erhältlich
Reizung des Ischiasnerv (Ischialgie)	Schmerzen verlaufen vom Rücken ins Bein, z. T. mit Kribbeln bis in den Fuß	Kampfer Johanniskraut	schmerzlindernd, durchblutungsfördernd das Öl verbessert den Nervenstoffwechsel, wirkt schmerzstillend	Tiger Balm® rot oder weiß Camphoderm® Emulsion Mobilind® Gel Menthol (K) Johanniskraut Rotöl Johanniskraut erhöht die Lichtempfindlichkeit der Haut
	bei starken Ischiasschmerzen	Pfefferminze Zitterpappel	ätherisches Minzöl äußerlich angewendet wirkt schmerzlindernd entzündungshemmend, schmerzlindernd	Retterspitz Muskel- und Nervenöl (K) Phytodolor® Tinktur (K)

Bewegungsapparat

Rücken und Gelenke

was	wie oder warum	HEILPFLANZE	Wirkung und Anwendung	Präparate und was noch hilft
Hexenschuss	im Akutfall mit starken Schmerzen	Zitterpappel	schmerzlindernd und antientzündlich	Phytodolor® Tinktur (K)
		Cayennepfeffer	wirkt erwärmend und schmerzlindernd	Gothaplast® AC Wärmepflaster Capsamol® Salbe
	zur Vorbeugung	Rosmarin	entspannend, krampflösend, erwärmend äußerlich als Öl oder Badezusatz	Oleum aethereum Rosmarini 10 % Dolocyl® Öl (K) wirkt anregend auf den Kreislauf
Bandscheibenvorfall	chronische Beschwerden	Teufelskralle	wirkt entzündungshemmend und schmerzlindernd	Ajuta® Tabletten Cefatec® Tabletten, Brausetabletten
	bei Verkrampfung	Heublumen	muskelentspannend, durchblutungsfördernd, schmerzlindernd 1–2-mal täglich als feuchtheiße Kompresse oder als Bad	Heublumensack aus der Apotheke oder Heublumen als Badezusatz kann allergische Reaktionen auslösen
	mit Nervenbeteiligung	Johanniskraut	das Öl wirkt antientzündlich, verbessert den Nervenstoffwechsel mehrmals täglich einreiben	Johanniskraut Rotöl Jukunda Johanniskraut erhöht die Lichtempfindlichkeit der Haut
		Kampfer	wirkt schmerzstillend	Tiger Balm® rot oder weiß Rheunervol® N Creme Camphoderm® N Emulsion Weleda Rheumasalbe (K)

Bewegungsapparat

Rücken und Gelenke

was	wie oder warum	HEILPFLANZE	Wirkung und Anwendung	Präparate und was noch hilft
Arthrose	durch Verschleiß	Teufelskralle	schmerzlindernd und entzündungshemmend	Arthrotabs Filmtabletten flexi-loges® Filmtabletten
		Hagebutte	wirkt entzündungshemmend	Litozin® Kapseln
	mit Schwellung und Entzündung, eventuell auch Rötung	Beinwell	abschwellend, entzündungshemmend Wurzelpulver mit warmem Wasser zu Brei vermischen, auftragen	Kytta-Plasma® Paste Traumaplant® Salbe oder Beinwellwurzelpulver aus der Apotheke kann Hautreaktionen hervorrufen
	stark schmerzend	Weide	wirkt entzündungshemmend	Assalix® Tabletten Proaktiv® Hartkapseln
		Eisenhut	lindert Schmerzen, darf nur äußerlich angewendet werden	Aconit Schmerzöl (K) nur als Fertigpräparat oder homöopathisch anwenden, Pflanze ist stark giftig
	bei Kältegefühl im betroffenen Gelenk	Rosmarin	wirkt erwärmend und durchblutungsfördernd	Oleum aethereum Rosmarini 10% Dolocyl® Gelenköl (K) Weleda Rheumasalbe M (K)
	zur langfristigen Behandlung	Zinnkraut	mineralstoffhaltig, stärkt das Bindegewebe und die Knorpel, innerlich und äußerlich anwendbar	innerlich: Salus Zinnkrautsaft oder als Tee äußerlich: Equisetum arvense 10% Salbe

Bewegungsapparat

Rheumatische Erkrankungen

was	wie oder warum	HEILPFLANZE	Wirkung und Anwendung	Präparate und was noch hilft
Arthritis	allgemein	Teufelskralle	wirkt schmerzreduzierend, und entzündungshemmend	Arthrotabs Tabletten flexi-loges® Tabletten
	akut entzündliche Gelenke	Indischer Weihrauch	wirkt entzündungshemmend	derzeit in Deutschland nicht als Arzneimittel zugelassen, jedoch im Internet zu beziehen, z. B. H15 Ayurmedica®
	akute Entzündung mit Fieber	Weide	die Rinde enthält Salicylsäure, die pflanzliche Schwester des Aspirins	Assalix® Tabletten Proaktiv® 480 mg Kapseln oder als Tee
	mit heißen geschwollenen Gelenken	Arnika	Tinktur 1:10 mit Wasser verdünnen (Umschlag) oder mit Quark vermischen (Quarkwickel)	Thüringer Arnikatinktur Arnikatinktur Hetterich®
	bei kalten, eventuell bläulich verfärbten Gelenken	Wacholder Rosmarin	wirkt anregend auf den Stoffwechsel fördert die Durchblutung, regt den Kreislauf an	Dolocyl® Gelenköl (K) Kneipp® Rheumabad spezial, Badezusatz (K) Badezusatz mit Rosmarin

Bewegungsapparat

Rheumatische Erkrankungen

was	wie oder warum	HEILPFLANZE	Wirkung und Anwendung	Präparate und was noch hilft
Arthritis (Forts.)	Gicht (Arthritis urica) durch Übersäuerung	Brennnessel	regt den Stoffwechsel an, wirkt entsäuernd	Natulind® Tabletten, Salus Brennnessel-Tee, Schoenenberger Frischpresssaft Brennnessel
		Löwenzahn	wirkt ausleitend und entsäuernd	florabio Heilpflanzensaft Löwenzahn
Weichteilrheumatismus	allgemein mit Schmerzen	Weide / Zitterpappel	beide Pflanzen wirken schmerzstillend und entzündungshemmend	Assalix® Tabletten, Proaktiv® 480 mg Kapseln oder als Tee; Phytodolor® Tinktur (K)
	speziell bei Muskelschmerzen	Chinarinde / Pfefferminze	wirkt entspannend auf die Muskulatur (innerlich); das ätherische Minzöl äußerlich angewendet wirkt schmerzlindernd	Limptar® Tabletten; Wildkräuteröl special (K)
	mit entzündlichen Prozessen	Indischer Weihrauch	wirkt entzündungshemmend	derzeit in Deutschland nicht als Arzneimittel zugelassen, jedoch im Internet zu beziehen, z.B. H15 Ayurmedica®
	zur Unterstützung der Ausleitung und Entgiftung	Löwenzahn	wirkt ausleitend	florabio Frischpresssaft Löwenzahn oder als Tee

Rheumatische Erkrankungen

was	wie oder warum	HEILPFLANZE	Wirkung und Anwendung	Präparate und was noch hilft
Morbus Bechterew	im akuten Schub	Indischer Weihrauch	wirkt entzündungshemmend	derzeit in Deutschland nicht als Arzneimittel zugelassen, jedoch im Internet zu beziehen, z. B. H15 Ayurmedica®
	gegen die Schmerzen	Teufelskralle / Weide	beide Pflanzen wirken schmerzstillend und entzündungshemmend	Jucurba® Tabletten, Kapseln flexi-loges® Tabletten / Assalix® Tabletten Proaktiv® 480 mg Kapseln
Fibromyalgie	mit starken Muskelschmerzen	Chinarinde	wirkt entspannend auf die Muskulatur	Limptar® Tabletten
	mit psychischer Verstimmung, Depression	Johanniskraut / Afrikanische Schwarzbohne	stimmungsaufhellend und antriebssteigernd / stimmungsaufhellend und schmerzlindernd	Jarsin® Tabletten Laif® 600 Tabletten / Biogena Griffonia (K) (zu beziehen über die Deutsche Fibromyalgie Vereinigung)
	mit Schlafstörungen	Lavendel / Baldrian	beruhigend, krampflösend / vor dem Schlafengehen ein Lavendelbad nehmen / zentral dämpfend, beruhigend (innerlich)	Weleda Lavendelöl zum Einreiben oder Lavendelbad / Sedonium® Tabletten Thüringer Baldriantinktur

Bewegungsapparat

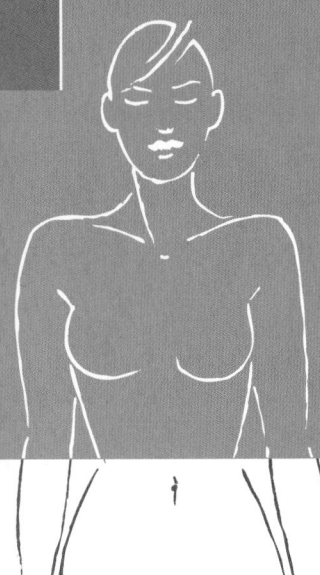

Haut

Mit etwa 1,5 bis 2 Quadratmetern Fläche ist die Haut unser größtes Organ. Sie bietet uns Schutz vor Umwelteinflüssen wie Hitze, Kälte und starker Strahlung, bewahrt uns aber auch vor übermäßigem Wärme- und Feuchtigkeitsverlust. Darüberhinaus bietet sie Schutz vor mechanischen Belastungen und wehrt durch ihren Säuremantel Mikroorganismen ab.

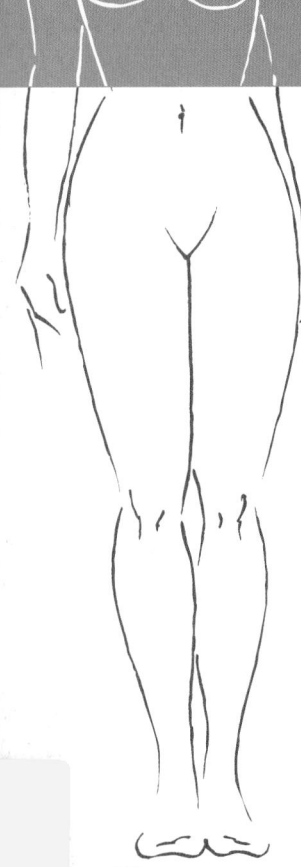

Entzündungen der Haut

Die Ursachen und Erscheinungsformen von Entzündungen der Haut können sehr vielfältig sein. Oftmals äußern sie sich in **Rötungen** und **Schwellungen** der Haut, es kann zur Bildung von **Abszessen** oder **Furunkeln** kommen. Flächige Entzündungen mit Bläschen oder Schuppungen werden als **Ekzeme** bezeichnet. Eine der häufigsten Formen des Ekzems ist die **Neurodermitis** oder auch atopische Dermatitis genannt. Die Ursachen für das Auftreten dieser immer wiederkehrenden Hautentzündung sind noch nicht geklärt, aber zumeist wird das Krankheitsbild durch psychische Faktoren wie Stress oder äußere Einwirkungen wie das Wetter beeinflusst. Neurodermitis tritt häufig bereits bei Babies oder Kleinkindern auf. Viele Eltern lehnen eine schulmedizinische Behandlung, die meist den Einsatz von Kortison erfordert, wegen der starken Nebenwirkungen ab. In vielen Fällen kann die Phytotherapie hier eine wirksame Alternative bieten, die allerdings in ein ganzheitliches Therapiekonzept, das meist auch eine Ernährungsanpassung und Entspannungsmaßnahmen umfasst, eingebettet sein sollte. Lassen Sie sich dazu von einem naturheilkundlich orientierten Arzt oder einem Heilpraktiker beraten.

Ähnliches gilt auch für die Behandlung der **Schuppenflechte** (Psoriasis). Hierbei handelt es sich um eine chronische Erkrankung der Haut, bei der es verstärkt zur Neubildung von Hautzellen kommt.

Infektiöse Hautkrankheiten

Zu den infektiösen (ansteckenden) Hautkrankheiten zählen **Herpes-Infektionen,** die sich vor allem als Bläschen im Lippenbereich oder als **Gürtelrose** äussern. Aber auch **Fußpilz** ist eine infektiöse Krankheit, die mit antimikrobiell wirkenden Pflanzen behandelt werden kann.

Verletzungen und Wunden

Aufgrund ihrer Größe ist die Haut vielen Gefahren ausgesetzt, sodass **Wunden** und **Verbrennungen** zu den häufigsten Verletzungen zählen. Diese werden mit Hilfe körpereigener Selbstheilungskräfte meist schnell behoben. Die Phytotherapie bietet allerdings eine Reihe von Möglichkeiten, die Wundheilung zu unterstützen und mögliche Infektionen durch Bakterien und Viren zu verhindern.
Besonders bei **schlecht heilenden Wunden**, wie **offenen Beine** oder **Dekubitus**, die auch schulmedizinisch ein Problem sind, können bei regelmäßiger Anwendung mit Hilfe von Heilpflanzen erstaunliche Heilungserfolge erzielt werden.

Hautbeschaffenheit

Trockene oder unreine Haut und vermehrte Schweißbildung sind Probleme, die vielen von uns bekannt sind. Besonders die natürliche Behandlung von **Akne** ist vielen Jugendlichen ein Anliegen. Die Phytotherapie bietet verschiedene Mittel, die desinfizierend und antientzündlich wirken und das Hautbild deutlich verbessern. Bei starker Akne ist die gleichzeitige Unterstützung der Leber sinnvoll, weil dadurch der Körper besser entgiftet und Fremdstoffe ausgeschieden werden.
Veränderungen der Haut, wie **Warzen** oder **Hühneraugen,** lassen sich ebenfalls mit Hilfe der Pflanzenheilkunde behandeln, allerdings erfordert dies etwas Zeit und Geduld.

In diesem Kapitel

Hautprobleme

Trockene Haut	98
Akne	98
Übermäßiges Schwitzen	98
Windeldermatitis	99
Milchschorf	99
Kopfläuse	99
Insektenstiche	99
Warzen	100
Hühneraugen	100
Hämorrhoiden	100

Hauterkrankungen

Hautentzündung	101
Abszess, Furunkel	101
Neurodermitis	102
Schuppenflechte	102
Hautausschlag	103
Gürtelrose	103
Lippenherpes	103
Fußpilz	103

Hautverletzungen

Verletzungen, Wunden	104
Verbrennungen	105
Erfrierungen	105

Hautprobleme

was	wie oder warum	HEILPFLANZE	Wirkung und Anwendung	Präparate und was noch hilft
Trockene Haut	allgemein trockene Haut, leicht schuppend	Mahonie / Nachtkerze	reguliert die Talgdrüsentätigkeit / Nachtkerzenöl verbessert die Hautbeschaffenheit	Rubisan® Creme / Linola® Gamma Creme
	rissige Hände	Aloe / Mandel	spendet Feuchtigkeit und beruhigt / das Öl beruhigt die Haut	Handcremes mit Aloe vera / Excipial Mandelölbad (K), flüssiger Badezusatz
Akne	unreine Haut bei Jugendlichen	Teebaum / Stiefmütterchen	äußerlich wirksam gegen bakterielle Entzündungen / entzündungshemmend, Aufguss auf die entsprechenden Hautstellen tupfen	Salben mit Teebaumöl, ätherisches Öl nicht unverdünnt anwenden / als Aufguss
	chronische Akne	Löwenzahn / Stiefmütterchen	unterstützt die Entgiftung des Körpers, wirkt blutreinigend / verbessert bei langfristiger innerlicher Anwendung das Hautbild	florabio Heilpflanzensaft Löwenzahn oder als Tee / als Tee
Übermäßiges Schwitzen	vor allem an Händen, Füßen und Achselhöhlen	Salbei / Eiche	hemmt die Schweißbildung, zur inneren Anwendung / Eichenrinde als Bad, besonders bei Schweißfüßen	als Tee / Eichenrindenextrakt Dr. Schupp

Hautprobleme

was	wie oder warum	HEILPFLANZE	Wirkung und Anwendung	Präparate und was noch hilft
Windeldermatitis	bei Babys entzündliche Rötungen im Windelbereich	Hamamelis / Kamille	beide Pflanzen wirken heilend und entzündungshemmend als Bäder, Waschungen oder Creme	Hametum® Extrakt, Hametum® Creme / Kamillosan® Creme, Salbe, Tinktur
Milchschorf	schuppige Kopfhaut bei Babys und Kleinkindern	Apfel	Apfelessig wirkt entzündungshemmend, lindert den Juckreiz; verdünnt auf betroffene Hautstellen tupfen	möglichst aus biologischem Anbau
Kopfläuse	Jucken der Kopfhaut und kleine weißliche Eier (Nissen) am Haaransatz	Bitterholz	tötet Läuse ab, ist aber für Menschen ungiftig; abends auf die Kopfhaut auftragen, Plastikduschhaube drüberziehen und über Nacht einwirken lassen; am Morgen nicht auswaschen; nach 2 Wochen wiederholen	getrocknetes Pflanzenmaterial aus Apotheke oder Kräuterhaus mit 40%igen Alkohol ansetzen, 2 Wochen ziehen lassen
Insektenstiche	Mückenstiche	Arnika / Gewürznelke	wirkt entzündungshemmend, abschwellend / das Öl wirkt abschwellend, juckreizlindernd und entzündungshemmend	Arnikatinktur Hetterich®, Arnikatinktur Hofmann's® / Gewürznelkenöl aus der Apotheke
	Bienen- oder Wespenstich	Zwiebel / Gewürznelke	frisch aufgeschnitten auf dem Stich verreiben / das Öl wirkt abschwellend, juckreizlindernd und entzündungshemmend	möglichst aus biologischem Anbau / Gewürznelkenöl aus der Apotheke

Hautprobleme

was	wie oder warum	HEILPFLANZE	Wirkung und Anwendung	Präparate und was noch hilft
Warzen	gutartige Hautwucherungen mit einer rauen, schuppigen Oberfläche	Teebaum / Thuja	das Öl hat eine antivirale Wirkung / wirkt antiviral, hilft vor allem bei kleinen Warzen	verdünntes Teebaumöl über längere Zeit auftupfen / Thuja Extern Tinktur
Hühneraugen	verhornte, druckempfindliche Hautstellen an den Füßen	Apfel	Apfelessig wirkt schmerzlindernd, weicht die Verhärtung auf, mehrmalige Fußbäder mit Apfelessig	möglichst aus biologischem Anbau
Hämorrhoiden	mit Verstopfung oder schmerzhaftem Stuhlgang	Flohsamen	reizlindernd, macht den Stuhl geschmeidiger, innerlich anwenden	Flosine® Balance, Granulat / Pascomucil®, Pulver
	mit Schmerzen und Entzündung	Kamille / Eiche	entzündungshemmend, wundheilungsfördernd, als Sitzbad anwenden / Eichenrinde als Umschlag oder Badezusatz anwenden	Kamillosan® Wund- und Heilbad / Kamille Spitzner® N Lösung / Eichenrindenextrakt Dr. Schupp
	mit Blutungen ⊕	Hamamelis / Eiche	juckreizlindernd, blutungshemmend / Extrakte aus der Eichenrinde wirken blutstillend	Hametum® mono Zäpfchen / Posterine® Zäpfchen / Eichenrindenextrakt Dr. Schupp

Hauterkrankungen

was	wie oder warum	HEILPFLANZE	Wirkung und Anwendung	Präparate und was noch hilft
Hautentzündung	akute Entzündung mit Rötung und Schwellung	Kamille	wirkt entzündungshemmend (äußerlich)	Matmille® N Salbe
		Ballonrebe	wirkt entzündungshemmend, lindert den Juckreiz, spendet Feuchtigkeit	allergo-loges® homöopathische Mischung zum Einnehmen (K)
	akute Entzündung mit nässenden Hautstellen	Eiche	Eichenrinde wirkt adstringierend (zusammenziehend), als Umschlag oder Badezusatz mehrmals täglich anwenden	Eichenrindenextrakt Dr. Schupp
		Hafer	Haferstroh wirkt reizmildernd als Badezusatz	Haferstrohextrakt Dr. Schupp
	chronische Entzündungen mit Rötung und Schuppung	Bittersüßer Nachtschatten	antimikrobiell, entzündungshemmend (innerlich)	Cefabene® Tropfen Solapsor Dragees
		Odermennig	entzündungshemmend, fördert schnellere Wundheilung Abkochung als Umschlag anwenden	getrocknetes Pflanzenmaterial aus der Apotheke
Abszess, Furunkel ✚	gerötete Erhebung der Haut, die in ihrem Zentrum Eiter enthält	Lärche	das ätherische Öl der Lärche (Lärchenterpentin) wirkt entzündungshemmend und durchblutungsfördernd	Ilon® Abszess Salbe (K) (Furunkel im Gesicht niemals selbst behandeln)
	zur Nachbehandlung nach dem Öffnen des Furunkels	Kamille	wirkt antientzündlich, als Auflage oder Badezusatz anwenden	Kamillosan® Creme, Salbe, Tinktur

Hauterkrankungen

was	wie oder warum	HEILPFLANZE	Wirkung und Anwendung	Präparate und was noch hilft
Neurodermitis	rote, schuppende Ekzeme auf der Haut	Nachtkerze	das Öl wirkt entzündungshemmend, kann äußerlich und innerlich angewendet werden	Linola® Gamma Creme, Neobonsen® Kapseln
		Bittersüßer Nachtschatten	kortisonähnliche, entzündungshemmende Wirkung	Cefabene® Tropfen und Salbe
	mit starkem Juckreiz	Ballonrebe	lindert den Juckreiz (besonders in Kombination mit Johanniskrautöl)	allergo-loges® Mischung (K), Bendan® Klosterfrau Creme mit Cardiospermum Urtinktur DHU mischen. Johanniskraut erhöht die Lichtempfindlichkeit der Haut
	aufgekratzte und nässende Ekzeme	Hamamelis	wirkt austrocknend und heilend	Hametum® Salbe, Creme, Wundsalbe, Tinktur
		Eiche	Eichenrinde als Badezusatz oder Auflage anwenden	Eichenrindenextrakt Dr. Schupp
Schuppenflechte (Psoriasis)	kleine rote Flecken, mit silbrig-weißen Schuppen bedeckt	Mahonie	hemmt die Entstehung von Entzündungsstoffen	Rubisan® Salbe oder Creme
		Nachtkerze	das Öl wirkt entzündungshemmend, kann äußerlich und innerlich angewendet werden	Linola® Gamma Creme, Neobonsen® Kapseln
	zur langfristigen Begleitbehandlung	Sarsaparilla	wirkt regulierend auf das Immunsystem	Sarsapsor® D2 Bürger Tabletten, nur als homöopathisches Mittel im Handel

Hauterkrankungen

was	wie oder warum	HEILPFLANZE	Wirkung und Anwendung	Präparate und was noch hilft
Hautausschlag	mit nässenden Bläschen	Schwarzer Tee / Eiche	beide Pflanzen wirken schmerzlindernd und austrocknend (äußerlich) / Eichenrinde als Badezusatz oder Auflage verwenden	möglichst Tee aus biologischem Anbau, als Auflage anwenden / Eichenrindenextrakt Dr. Schupp
	juckend	Ballonrebe	lindert Juckreiz, wirkt entzündungshemmend	Halicar® Salbe
Gürtelrose	brennende, juckende Rötung der Haut mit Bläschenbildung durch Virusinfektion, sehr schmerzhaft	Johanniskraut / Purpursonnenhut	das Öl wirkt antiviral Öl schonend auftragen oder mit Quark vermischt als kühlende Auflage / regt das Immunsystem an, die Viren abzutöten (innerlich)	Kneipp® Johanniskraut-Öl Johanniskraut Rotöl Johanniskraut erhöht die Lichtempfindlichkeit der Haut / Esberitox® N Tabletten toxi-loges® Tropfen (K)
Lippenherpes	schmerzende Bläschen, meist am Mund, durch Infektion mit Herpesviren	Melisse	wirkt antiviral Creme mehrmals täglich auftragen	Lomaherpan® Creme
Fußpilz	juckende Bereiche, meist zwischen den Zehen, rötlich entzündet	Knoblauch	wirkt antimykotisch und antibakteriell betroffene Stellen zweimal täglich mit zerdrücktem frischem Knoblauch oder Knoblauchöl einreiben	Knoblauchöl: zerdrückten Knoblauch 1–3 Tage in Olivenöl einlegen, abseihen und betroffene Stellen mit dem Öl betupfen

Hautverletzungen

was	wie oder warum	HEILPFLANZE	Wirkung und Anwendung		Präparate und was noch hilft
Verletzungen, Wunden	kleine Riss- und Schürfwunden	Ringelblume	beseitigt Schwellungen und fördert die Wundheilung	+	Weleda Heilsalbe (K) Abtei Ringelblumensalbe
		Kamille	wirkt heilend und entzündungshemmend		Kamillosan® Creme, Tinktur, Salbe
	leicht blutende Wunden	Hamamelis	wirkt entzündungshemmend und adstringierend (zusammenziehend)	+	Hametum® Salbe, Creme, Wundsalbe, Tinktur
	schlecht heilende Wunden (z. B. offene Beine)	Zinnkraut	wirkt aufgrund der enthaltenen Kieselgelsäure adstringierend (zusammenziehend), für Umschläge 10 g Pflanzenmaterial auf 1 l Wasser	+	getrocknetes Pflanzenmaterial aus der Apotheke
		Hamamelis	fördert die Wundheilung, wirkt adstringierend		Hametum® Salbe, Creme, Wundsalbe, Tinktur
	bei Narbenwucherungen	Asiatischer Wassernabel	vermindert die Bildung von wulstigen Narben	+	derzeit in Deutschland nur als Kosmetikprodukte erhältlich, hochdosiert als Arzneimittel in Frankreich und Belgien unter dem Namen Madecassol
	Wundliegen, bei bettlägerigen Personen (Dekubitus)	Ringelblume	fördert die Wundheilung, auf betroffene Stellen mehrmals täglich schonend auftragen	+	Weleda Heilsalbe (K) Abtei Ringelblumensalbe
		Purpursonnenhut	stärkt die Abwehr und fördert die Zellteilung		Echinacin® Salbe Madaus

Hautverletzungen

was	wie oder warum	HEILPFLANZE	Wirkung und Anwendung	Präparate und was noch hilft
Verbrennungen	leichte Verbrennung mit geröteter Haut, schmerzendem Spannungsgefühl	Ringelblume	lindert Schwellung und Rötung, fördert die Heilung	Weleda Heilsalbe (K) Abtei Ringelblumensalbe
		Aloe	Inhaltsstoffe wirken entzündungshemmend, beruhigen die Haut und spenden Feuchtigkeit	+ Cremes und Lotions mit Aloe vera aus der Apotheke
	Verbrühungen	Arnika	beide Pflanzen fördern die Wundheilung und wirken entzündungshemmend	Arnikatinktur Hetterich Arnikatinktur Hofmann's®
		Ringelblume		+ Wund-Brandgel (K)
	Sonnenbrand	Eiche	Eichenrinde als Umschlag oder Badezusatz anwenden	Eichenrindenextrakt Dr. Schupp
		Aloe	Aloe wirkt kühlend und entzündungshemmend	+ Cremes und Lotions mit Aloe vera aus der Apotheke
Erfrierungen ✚	Frostbeulen	Johanniskraut	beide Pflanzen wirken heilend und entzündungshemmend	Hypericum Herba, Urtinktur Johanniskraut Rotöl (Johanniskraut erhöht die Lichtempfindlichkeit der Haut)
		Kamille	(keine Salbe verwenden, da ein Hitzestau entstehen könnte)	+ Kamillenblüten Urtinktur aus der Apotheke
	mit starken Schmerzen	Ringelblume	wirkt schmerzlindernd (keine Salbe verwenden, da ein Hitzestau entstehen könnte)	+ Ringelblumenblüten Urtinktur

3. Pflanzensteckbriefe – von A bis Z

Interessieren Sie sich für Heilpflanzen und möchten sich über ihre Wirkweise genauer informieren? Zu den 44 wichtigsten Heilpflanzen, die wir Ihnen empfehlen, haben wir in diesem Kapitel ausführlichere Porträts zusammengestellt. Hier erfahren Sie mehr über Herkunft, Eigenschaften und die richtige Anwendung, aber auch über mögliche Nebenwirkungen.

Vielleicht haben Sie mit Hilfe des Quickfinders eine oder mehrere Pflanzen ausgewählt, die für Sie und Ihre Beschwerden passend zu sein scheinen. Hier können Sie sich näher über die Hintergründe und Wirkweise des Heilmittels informieren. Zunächst geben wir Ihnen Informationen über das Verbreitungsgebiet der jeweiligen Pflanze und die medizinisch verwendeten Pflanzenteile. Meist nennen wir Ihnen die wichtigsten Inhaltsstoffe und beschreiben die Wirkungen, die diese Stoffe auf den menschlichen Organismus haben. Diese Informationen haben wir aus neuesten medizinischen Forschungsergebnissen für Sie zusammengestellt.

Außerdem geben wir Ihnen einen Überblick über die Anwendungsmöglichkeiten der Pflanze. Oftmals hat ein und dieselbe Pflanze sehr verschiedene Indikationen, die auf den ersten Blick nichts gemeinsam zu haben scheinen. Ein Beispiel: Eine Pflanze mit muskelentkrampfender Wirkung hat diese Eigenschaften jedoch nicht nur auf die Rückenmuskulatur, sondern oft auch auf Gebärmutter, Darm und Bronchien. Daher kann sie bei Menstruationsbeschwerden, Reizdarm und krampfartigem Husten eingesetzt werden. Treffen mehrere dieser Indikationen auf Sie zu, dann ist das ein gutes Zeichen, dass diese Pflanze zu Ihnen passt.

Am Ende jedes Steckbriefs finden Sie Informationen zu Nebenwirkungen oder Kontraindikationen, die Sie auf jeden Fall aufmerksam lesen sollten. Wenn Sie bei einem Mittel unsicher sind, ob Sie es anwenden sollten, sprechen Sie vor dem Kauf mit Ihrem Arzt, Ihrem Heilpraktiker oder dem Apotheker darüber.

Pflanzensteckbriefe von A bis Z

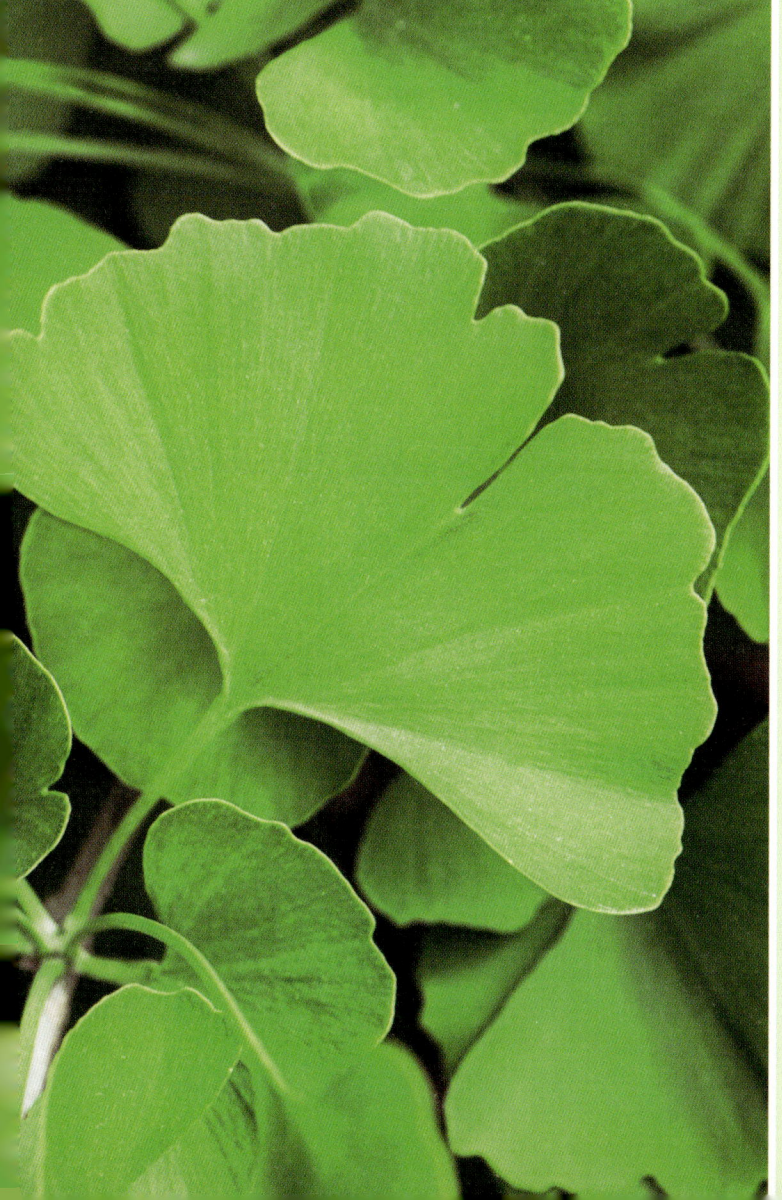

In diesem Kapitel

A	Seite 108
B	Seite 108
D	Seite 111
E	Seite 111
F	Seite 111
G	Seite 112
I	Seite 112
J	Seite 113
K	Seite 113
M	Seite 115
P	Seite 118
R	Seite 119
S	Seite 120
T	Seite 121
U	Seite 122
W	Seite 122
Z	Seite 124

PFLANZENSTECKBRIEFE VON A BIS Z

Arnika | (Arnica montana)

VORKOMMEN: Arnika ist eine Gebirgspflanze, was auch der Name „montana" widerspiegelt. Das mehrjährige, 20–60 cm hohe Korbblütengewächs (Asteraceae) kommt von den Alpen bis zu den Pyrenäen, über den Balkan, Südskandinavien bis zum Baltikum vor. Die Pflanze steht unter Naturschutz und darf daher nicht gesammelt werden.

INHALTSSTOFFE UND WIRKUNG: Zu den wichtigen Inhaltsstoffen der Arnika gehört das Helenalin, das schmerzlindernd, entzündungshemmend und antiseptisch wirkt, sowie die Resorption bei Blutergüssen fördert. Des Weiteren beinhaltet die Pflanze antibakteriell wirkende ätherische Öle wie Thymol sowie herzwirksame Flavonoide.

ANWENDUNGSGEBIETE: Arnika wird hauptsächlich bei Verstauchungen, Prellungen, Zerrungen, Quetschungen, Blutergüssen, Schwellungen, Venenentzündungen, rheumatischen Gelenkbeschwerden und Krampfadern äußerlich angewendet. Von einer innerlichen Anwendung wird aufgrund der starken Nebenwirkungen abgeraten.

VORSICHT: Bei innerlicher Anwendung kann es zu Schwindel und Herzmuskellähmung kommen. Daher darf Arnika innerlich nur in homöopathischer Verdünnung eingenommen werden. Äußerlich kann Arnika bei häufiger Anwendung Allergien in Form von Hautausschlägen und Juckreiz auslösen.

Baldrian | (Valeriana officinalis)

VORKOMMEN: Der echte Baldrian ist eine bis zu 2 m hohe Staude und gehört zu der Familie der Baldriangewächse (Valerianaceae). Der Wurzelstock der Pflanze wird bereits seit dem 8. Jahrhundert als wirksames Heilmittel geschätzt.

INHALTSSTOFFE UND WIRKUNG: Als pharmakologisch wichtige Inhaltsstoffe enthält die Baldrianwurzel das Sesquiterpen Valerensäure, Valeprotriate (Iridoide), Pyridinalkaloide und ätherische Öle. Diese Inhaltsstoffe zeigen beim Menschen eine entkrampfende, angstlösende und beruhigende Wirkung. Wahrscheinlich ist diese auf die Blockierung von Adenosinrezeptoren und auf die vermehrte Ausschüttung von gamma-Aminobuttersäure zurückzuführen. Die Pyridinalkaloide wirken auf Katzen wie Sexuallockstoffe, daher reagieren Katzen euphorisch auf den Geruch der Pflanze.

ANWENDUNGSGEBIETE: Baldrian wird bereits seit Jahrhunderten allgemein zur Beruhigung und gegen Einschlafstörungen eingesetzt. Auch bei leichten Angststörungen kann Baldrian aufgrund seiner angstlösenden Wirkung hilfreich sein. Die empfohlene Tagesdosis liegt bei 600 mg Baldrianextrakt als Fertigpräparat oder 2–3 g Baldriantee.

VORSICHT: Aufgrund seiner beruhigenden Wirkung kann Baldrian die Reaktionsfähigkeit beeinträchtigen.

Ballonrebe | (Cardiospermum halicacabum)

VORKOMMEN: Sie gehört zur Familie der Seifenbaumgewächse (Sapindaceae) und ist in den tropischen Regionen Süd- und Mittelamerikas beheimatet, mittlerweile aber auch in allen subtropischen Gebieten anzutreffen. Bei uns wird sie als Zierpflanze kultiviert. Auf Grund des hohen Saponingehalts wurden die zerquetschten Seifennüsse bei den Indianern zum Waschen genutzt. Medizinisch werden die frischen, oberirdischen Teile der blühenden Pflanze verwendet.

INHALTSSTOFFE UND WIRKUNG: Zu den wichtigsten Inhaltsstoffen zählen neben den Saponinen auch Tannin, fettes Öl und Spuren von Alkaloiden. Des Weiteren enthält die Pflanze in kleinen Mengen Flavonoide, Triterpene und Sterine. Die Heilpflanze wirkt antientzündlich und heilend bei Ekzemen und hemmt den Juckreiz.
ANWENDUNGSGEBIETE: Die Pflanze wird vor allem bei allergischen Hauterscheinungen mit Juckreiz, wie z. B. Neurodermitis und Ekzemen, als Salbe oder als Auflage angewendet.

Bärentraube | (Arctostaphylos uva-ursi)

VORKOMMEN: Die Bärentraube gehört zu den Heidekrautgewächsen und kommt in lichten Wäldern, auf der Heide, in Gebüschen und Mooren vor. Besonders in den gemäßigten Regionen Nordamerikas ist die Bärentraube zu finden. Als Heilmittel werden die frischen oder getrockneten Blätter verwendet.
INHALTSSTOFFE UND WIRKUNG: Charakteristischer Inhaltsstoff ist das Arbutin, ein Hydrochinonglykosid, aus dem im Darm und in den Harnwegen Hydrochinon freigesetzt wird, das stark bakterizid wirkt. Die Umwandlung in das antibiotisch wirkende Hydrochinon in den Harnwegen wird durch einen alkalischen Urin verstärkt. Daher empfiehlt es sich, während der Behandlung viel frisches Gemüse und wenig Fleisch zu essen, was zu einer Alkalisierung des Harns führt. Neben Arbutin sind in Bärentraubenblättern Chinine, Flavonoide und Gerbstoffe enthalten.
ANWENDUNGSGEBIETE: Bärentraubenblätter werden vor allem bei Infektionen der Harnwege eingesetzt und können häufig die Einnahme von Antibiotika ersetzen.

VORSICHT: Bärentraube und andere arbutinhaltige Arzneimittel sollten nicht länger als 1 Woche und höchstens 5-mal im Jahr eingenommen werden. Kinder unter 12 Jahren und Schwangere bzw. Stillende sollten ganz auf die Einnahme von Bärentraubenblättern verzichten. Bärentraubentee kann aufgrund des hohen Gerbstoffgehalts magenreizend wirken, daher ist die Anwendung als Kaltmazerat (Aufguss mit kaltem statt warmem Wasser) empfehlenswert.

Beinwell | (Symphytum officinale)

VORKOMMEN: Bereits seit dem Mittelalter wird Beinwell als Heilpflanze genutzt. Der Name deutet bereits das Indikationsgebiet, nämlich den Bewegungsapparat, an. Beinwell ist eine in Europa beheimatete Staude, die bis zu 1,2 m hoch wird und purpur- bis violettfarben, selten auch weiß-gelb, blüht. Vor allem die Wurzel wird medizinisch genutzt.
INHALTSSTOFFE UND WIRKUNG: Zu den entscheidenden Inhaltsstoffen zählt das Allantoin, das Zellaufbau, Zellregeneration und Zellneubildung beschleunigt, wodurch sich die hohe Heilwirkung der Pflanze bei Knochenbrüchen erklärt. Außerdem hat die Pflanze einen hohen Gehalt an Kieselsäure, die die Kallusbildung bei Knochenbrüchen unterstützt. Durch den Gehalt an Pyrrolizidinalkaloiden wirkt die Pflanze bei innerlicher Einnahme schwach lebertoxisch.
ANWENDUNGSGEBIETE: Vor allem bei stumpfen Verletzungen wie Verstauchungen, Zerrungen, Prellungen, Knochenbrüchen und Quetschungen findet sie ihren Einsatz. Empfehlenswert ist die äußere Anwendung als Salbe, es kann aber auch eine Breiauflage aus Beinwellwurzelpulver gemacht werden.

PFLANZENSTECKBRIEFE VON A BIS Z

VORSICHT: Die Pflanze beinhaltet Pyrrolizidinalkaloide, die leberschädigend wirken, deshalb ist eine innerliche Anwendung nicht angezeigt. Äußerlich sollten Beinwellpräparate nur auf intakte Haut und nicht länger als 4 Wochen aufgetragen werden. Von einer Anwendung während der Schwangerschaft und Stillzeit ist abzuraten.

Birke | (Betula pendula)

VORKOMMEN: Die Birke ist in Europa vom nördlichen Mittelmeerraum bis nach Russland, aber auch im gemäßigten Teil Asiens zu finden. Als Heilmittel werden die frischen oder getrockneten Laubblätter der Birke verwendet.

INHALTSSTOFFE UND WIRKUNG: Wichtigste Inhaltsstoffe sind Flavonoide, Triterpene, Saponine, Bitterstoffe, Gerbstoffe sowie das ätherische Öl. Birkenblätter wirken harntreibend und somit „blutreinigend".

ANWENDUNGSGEBIETE: Birkenblätter werden innerlich entweder als Teezubereitung, als Presssaft oder als wässrig-alkoholischer Trockenextrakt, z.B. in Form von Brausetabletten, eingenommen. Sie dienen zur Durchspülung der Harnwege, zur Entschlackung und „Blutreinigung" bei Frühjahrskuren und werden gegen Gicht, Rheuma, bei Blasen- und Nierengrieß eingesetzt. In Norditalien wird bei Arthritis und Rheuma traditionsgemäß in Säcken geschlafen, die mit Birkenblättern gefüllt sind oder ein Birkenblätterbad genommen. Zur Anregung der Durchblutung werden während des finnischen Saunagangs dünne Birkenruten auf den Rücken geschlagen.

VORSICHT: Bei Ödemen aufgrund von Herz- oder Nierenschwäche keine harntreibenden Mittel einnehmen.

Bockshornklee | (Trigonella foenum-graecum)

VORKOMMEN: Bockshornklee wächst vom Mittelmeerraum bis Vorderindien, China und Äthiopien und ist in der Küche ein wesentlicher Bestandteil der Curry-Gewürzmischung. Die stark riechende Pflanze ist einjährig und gehört zur Familie der Hülsenfrüchte (Fabaceae). Bei uns sind die pulverisierten Samen medizinisch gebräuchlich, im Nahen Osten wird Bockshornklee auch geröstet, gekocht oder frisch gegessen.

INHALTSSTOFFE UND WIRKUNG: Zu den relevanten Inhaltsstoffen gehören vor allem die Schleimstoffe, wodurch der Bockshornklee eine schleimhautschützende Wirkung hat. Verschiedene Saponine wirken anregend auf den Verdauungsapparat. Außerdem enthalten Bockshornkleesamen Eiweiße, ätherisches Öl und Steroide.

ANWENDUNGSGEBIETE: Bockshornkleesamen senken den Blutzuckerspiegel und die Cholesterinwerte und werden daher oft als Begleitmedikation bei Diabetes mellitus eingesetzt – die übliche Dosis sind hier 25 g Samenpulver pro Tag. Aufgrund des hohen Schleimstoffgehalts wird Bockshornklee bei Infektionen der oberen Luftwege und zum Schutz der Magenschleimhaut angewendet. Weitere Einsatzgebiete sind die Milchbildung in der Stillzeit, zur Rekonvaleszenz sowie zur Appetitanregung. Ein Brei aus Bockshornkleesamenpulver kann bei Furunkeln, Abszessen, Nagelbettvereiterungen und Geschwüren Linderung bringen.

VORSICHT: Der Einsatz bei Diabetes sollte nicht ohne ärztliche Aufsicht durchgeführt werden, denn es Bedarf einer regelmäßigen Kontrolle des Blutzuckerspiegels und eventuell einer Anpassung der Insulingabe. Bei wiederholter äußerlicher Anwendung könnte es zu allergischen Hautreaktionen kommen.

Damiana | (Turnera diffusa)

VORKOMMEN: Die Pflanze wächst von Nordamerika bis Argentinien. Die indianischen Ureinwohner nutzten Damiana bei krampfartigen Beschwerden, sexuellen Störungen und zur allgemeinen Stärkung. Um die rauschartige Wirkung zu verstärken, wird es oft als Likör getrunken. Als Tee getrunken sind die rauschartigen Eigenschaften der Pflanze eher schwach.
INHALTSSTOFFE UND WIRKUNG: Genutzt werden die getrockneten Blätter und Zweige der Pflanze. Als Inhaltsstoffe sind vor allem Harze, Gerbstoffe und ätherische Öle zu nennen. Außerdem sind die Glykoside Arbutin und Tetraphyllin enthalten. Woher die aphrodisierende Wirkung von Damiana rührt, ist bisher nicht geklärt.
ANWENDUNGSGEBIETE: Als Hauptindikation dient die Pflanze als Aphrodisiakum bei Störungen der Libido und Potenzproblemen. Durch die anregende und entspannende Wirkung auf das vegetative Nervensystem kann die Pflanze auch bei leichten Depressionen und nervöser Schwäche eingesetzt werden. Des Weiteren kommt sie wegen der entspannenden Komponente auch bei Asthma, Störungen der Atemwegsorgane und Bauchschmerzen, speziell Menstruationskrämpfen, zum Einsatz.
VORSICHT: Da nicht alle Wirkstoffe bekannt und keine Langzeitstudien vorhanden sind, ist ein längerfristiger Konsum von Tees oder Präparaten aus Damiana nicht zu empfehlen.

Eibisch | (Althaea officinalis)

VORKOMMEN: Der Eibisch kommt ursprünglich aus Asien und Südosteuropa. In unserer Gegend ist der Eibisch eine beliebte Gartenpflanze, die oft in Bauerngärten zu finden ist.
INHALTSSTOFFE UND WIRKUNG: Sowohl die Wurzeln als auch die Blätter des Eibisch werden zu medizinischen Zwecken verwendet. Die wichtigsten Inhaltsstoffe sind kohlenhydrathaltige Schleimstoffe, wobei die Wurzeln einen doppelt so hohen Gehalt haben wie die Blätter. Die Schleimstoffe bilden eine Schutzschicht auf unseren Schleimhäuten und wirken dadurch reizmildernd und entzündungshemmend.
ANWENDUNGSGEBIETE: Eibisch wird vor allem als Tee getrunken. Hauptanwendungsgebiete sind Reizzustände der Atemwege, wie Reizhusten und Entzündungen der Mund- und Rachenschleimhaut. Aber auch eine Reizung der Magenschleimhaut kann sehr gut durch regelmäßiges Trinken von Eibischtee behandelt werden. Eibisch ist sehr gut verträglich und auch für Kinder geeignet.

Frauenmantel | (Alchemilla vulgaris)

VORKOMMEN: Frauenmantel ist in Nordamerika, Europa und Asien weit verbreitet. Als Droge wird das Kraut verwendet, das sind die während der Blütezeit gesammelten frischen oder getrockneten oberirdischen Teile des Frauenmantels.
INHALTSSTOFFE UND WIRKUNG: Frauenmantel hat einen sehr hohen Gerbstoffgehalt und wirkt dadurch zusammenziehend auf Schleimhäute. Außerdem enthält die Heilpflanze Flavonoide und Bitterstoffe.
ANWENDUNGSGEBIETE: Wie der Name vermuten lässt, wird der Frauenmantel volksmedizinisch bei Frauenleiden wie Menstruations- oder Wechseljahrsbeschwerden, z.B. Hitzewallungen, eingesetzt. Obwohl die Wirksamkeit von Frauenmantel nicht wissenschaftlich belegt ist, schwören viele Phyto-

PFLANZENSTECKBRIEFE VON A BIS Z

therapeuten auf ihre Wirkung. Ein blutstillender Effekt bei zu starker Menstruation könnte auf den hohen Gerbstoffgehalt zurückgeführt werden. Aufgrund der zusammenziehenden Wirkung wird Frauenmantel außerdem bei Durchfall und anderen Magen-Darm-Erkrankungen sowie als Gurgelwasser bei Entzündungen des Mund- und Rachenraumes angewendet.

Ginkgo | (Ginkgo biloba)

VORKOMMEN: Die Urformen des Ginkgobaumes gab es schon vor Hunderten von Millionen Jahren, damals sogar in Europa. Die Eiszeiten überlebte er in Südostasien, wo er seit fast tausend Jahren hohes Ansehen als buddhistischer Tempelbaum genießt. Bei uns sieht man den etwa 30 m hohen Baum mit seinen charakteristisch geformten Blättern zunehmend häufiger in Parks und Gärten.

INHALTSSTOFFE UND WIRKUNG: Angewendet werden die getrockneten Blätter und daraus zubereitete hochkonzentrierte Trockenextrakte. Pharmakologisch wirksam sind die darin enthaltenen Flavonglykoside (Ginsenoside) und Terpenlactone. Diese Inhaltsstoffe verbessern die Fließeigenschaften des Blutes, fördern die Durchblutung, beugen Schädigungen durch freie Radikale vor und verbessern die Gedächtnisleistung.

ANWENDUNGSGEBIETE: Standardisierte Ginkgoblätterextrakte werden vor allem bei Durchblutungsstörungen und deren Folgeerscheinungen, wie Demenz, Schwindel und Ohrgeräuschen eingesetzt. Die empfohlene Tagesdosis liegt bei 120–140 mg Extrakt. Ginkgopräparate müssen langfristig eingenommen werden, denn mitunter wird eine positive Wirkung erst nach mehreren Monaten festgestellt.

Ginseng | (Panax ginseng)

VORKOMMEN: Ginseng gehört zu den Araliengewächsen und ist eine Staudenpflanze von etwa 50 cm Höhe. Die Heimat des Ginsengs sind die Urwälder Nordkoreas, der Mandschurei und der Pazifikküste. Da die Kultivierung der Heilpflanze sehr aufwendig ist, zählt die Ginsengwurzel bis heute zu den teuersten Pflanzendrogen. Verwendet wird die reine gepulverte Ginsengwurzel oder der alkoholisch-wässrige Trockenextrakt daraus.

INHALTSSTOFFE UND WIRKUNG: Je nach Verarbeitung unterscheidet man „weißen Ginseng" (mit Schwefeldioxid gebleicht) und „roten Ginseng" (mit Wasserdampf konserviert). Arzneilich wirksam ist ein Gemisch aus Triterpensaponinen, den Ginsenosiden. Ginsengwurzel steigert die natürliche Widerstandskraft und wirkt bei nachlassender Konzentrationsfähigkeit.

ANWENDUNGSGEBIETE: Ginseng wird bei chronischem Müdigkeits- und Schwächegefühl, z.B. in der Rekonvaleszenz nach einer schweren Erkrankung empfohlen. Da die Heilpflanze auch die Widerstandskraft gegenüber chemischen, physikalischen und emotionalen Stressfaktoren stärkt, eignet sie sich zur Grippeprophylaxe und zur Langzeitanwendung. Die empfohlene Tagesdosis liegt bei 1–2 g Wurzelpulver.

Ingwer | (Zingiber officinalis)

VORKOMMEN: Ingwer wird heute im tropischen und subtropischen Asien, in Teilen Afrikas, in Brasilien und Jamaika angebaut. Sowohl in der Küche wie in der Pflanzenheilkunde wird der geschälte frische oder getrocknete Wurzelstock verwendet.

INHALTSSTOFFE UND WIRKUNG: Wirksame Inhaltsstoffe sind die Scharfstoffe Gingerole und Dhoagole, Diarylheptanoide sowie das ätherische Öl mit den Hauptbestandteilen Ingiberen und Zingiberol. Ingwer regt den Appetit an und wirkt lindernd bei Übelkeit. Aufgrund der Scharfstoffe hat Ingwer eine erwärmende Wirkung.

ANWENDUNGSGEBIETE: Ingwer hilft vor allem gegen Magen-Darm-Beschwerden und Symptome der Reisekrankheit, wie Übelkeit und Erbrechen. Aufgrund der erwärmenden Wirkung ist Ingwertee auch bei beginnender Erkältung oder Verkühlung der Harnwege empfehlenswert. Die ayurvedische Medizin rät, vor jeder Mahlzeit eine Tasse Ingwertee zu trinken, um die Verdauung anzuregen.

VORSICHT: Falls Sie Medikamente einnehmen, die die Blutgerinnung hemmen, sollten Sie die Anwendung von hochdosierten Ingwerpräparaten vorher mit Ihrem Arzt besprechen.

Johanniskraut | (Hypericum perforatum)

VORKOMMEN: Das Johanniskraut ist eine kniehohe Pflanze mit goldgelben Blütendolden, die bei uns an Wegrändern, Feldrainen und in lichten Wäldern wächst. Sie zählt zu den Hartheugewächsen (Gutiferae) und ist in ganz Europa, aber auch in Teilen Asiens zu finden. Arzneilich verwendet wird das während der Blütezeit (um den Johannistag am 24. Juni) gesammelte oberirdische Kraut.

INHALTSSTOFFE UND WIRKUNG: Therapeutisch wirksame Inhaltsstoffe sind Hypericin, Hyperforin, Flavonoide und das ätherische Öl. Johanniskraut verlangsamt die Wiederaufnahme verschiedener Botenstoffe im Gehirn (Serotonin, Dopamin, Noradrenalin) und erhöht somit deren Konzentration in den Nervenzellzwischenräumen. Dies führt zu einer antidepressiven stimmungsaufhellenden Wirkung. Das rote Johanniskrautöl (Rotöl) wirkt bei äußerlicher Anwendung wundheilend und antimikrobiell.

ANWENDUNGSGEBIETE: Johanniskraut wird als Mittel gegen milde bis mittelschwere Depressionen auch von der Schulmedizin sehr geschätzt. Häufig wird es bei so genannter Winterdepression und während depressiver Episoden in den Wechseljahren eingesetzt. Die empfohlene Tagesdosis für Standardpräparate liegt bei 450–1050 mg Extrakt. Das Einsetzen der stimmungsaufhellenden Wirkung kann allerdings 4–6 Wochen dauern. Das flavonoidhaltige Öl („Rotöl") eignet sich zur Behandlung von Entzündungen, Verbrennungen und Wunden.

VORSICHT: Sowohl die äußerliche wie die innerliche Anwendung von Johanniskraut kann die Lichtempfindlichkeit erhöhen. Sie sollten sich also während der Therapie nicht ungeschützt der prallen Sonne aussetzen. Bei Einnahme von Medikamenten, die die Blutgerinnung hemmen, sollten Sie die Anwendung von Johanniskrautpräparaten vorher mit Ihrem Arzt sprechen.

Kamille | (Matricaria recutita)

VORKOMMEN: Die echte Kamille wächst in Wäldern und Gärten Europas und Nordamerikas. Sie ist eine altbekannte und beliebte Heilpflanze, die bereits von den alten Germanen genutzt wurde. Als Droge werden die frischen oder getrockneten Blüten verwendet. Sie wurden früher am Johannistag geerntet, da sie dann die stärkste Heilkraft besitzen sollen.

INHALTSSTOFFE UND WIRKUNG: Charakteristischer Inhaltsstoff ist die ätherische Ölkomponente alpha-Bisabolol, außer-

PFLANZENSTECKBRIEFE VON A BIS Z

dem enthält sie Apigenin, Flavonoide und Cumarine. Sie wirkt entzündungshemmend, desinfizierend und krampflösend.

ANWENDUNGSGEBIETE: Aufgüsse mit Kamillenblüten sind hilfreich als Inhalationen bei Erkältungskrankheiten. Verdünnte Kamillentinktur ist besonders empfehlenswert zum Gurgeln bei Entzündungen im Mundraum oder für Sitzbäder bei Entzündungen im Damm- bzw. Analbereich. Bei Beschwerden im Magen-Darm-Trakt wird Kamille bevorzugt als Tee getrunken. Bei Magenschleimhautentzündungen oder Magengeschwüren hat sich aufgrund der entzündungshemmenden Wirkung eine Rollkur mit Kamillentee bewährt.

VORSICHT: Kamille gehört zu den Korbblütlern und kann Allergien hervorrufen.

Kampfer | (Cinnamomum camphora)

VORKOMMEN: Der Kampferbaum ist ein 30–50 m hoher, immergrüner Baum, der in Asien heimisch ist.

INHALTSSTOFFE UND WIRKUNG: Therapeutisch wirksam ist das im ätherischen Öl des Baumes enthaltene D(+)-Campher. Es wirkt durchblutungsfördernd, schmerzlindernd und krampflösend und kann sowohl innerlich als auch äußerlich angewendet werden.

ANWENDUNGSGEBIETE: Aufgrund seiner schmerzlindernden Wirkung wird Kampfer äußerlich zur Behandlung von Muskel- und Gelenkbeschwerden eingesetzt. Wegen seines entkrampfenden Effekts auf die Atemwege und Blutgefäße sind Kampferpräparate lokal bei chronischer Bronchitis und Angina pectoris hilfreich. Bei niedrigem Blutdruck kann Kampfer auch in Kombination mit Weißdorn eingenommen werden.

VORSICHT: Kampferhaltige Salben können allergische Hautreaktionen hervorrufen. Kampfer sollte nicht bei Asthma oder Keuchhusten angewendet werden.

Kava Kava | (Piper methysticum)

VORKOMMEN: Kava Kava gehört zu den Pfeffergewächsen und ist in Polynesien beheimatet. Die buschartige Pflanze wächst 2–3 m hoch und hat große herzförmige Blätter. Für die Südsee-Bewohner hat Kava Kava seit Jahrtausenden im kulturellen und religiösen Leben eine große Bedeutung. Medizinisch verwendet wird der geschälte getrocknete Wurzelstock.

INHALTSSTOFFE UND WIRKUNG: Wichtige arzneilich wirksame Inhaltsstoffe sind die Kavalactone, auch Kavapyrone genannt. Kava-Kava-Extrakte beeinflussen Gehirnbotenstoffe und wirken sowohl angstlösend als auch beruhigend auf die Muskulatur.

ANWENDUNGSGEBIETE: Kava Kava gilt bei vielen Wissenschaftlern und Heilpraktikern als hochwirksames Phytotherapeutikum bei Anspannung, Angst- und Unruhezuständen.

VORSICHT: Im Zusammenhang mit der Einnahme von Kava Kava wurde über einige Fälle von Leberschäden berichtet. Allerdings hatten die Betroffenen zusätzlich zu Kava Kava auch andere Medikamente eingenommen bzw. litten unter verschiedenen Vorerkrankungen. Somit ist nach wie vor unklar, welchen Einfluss die Heilpflanze tatsächlich auf die Leber hat. Unter anderem in Deutschland, der Schweiz und Österreich wurde Kava Kava daraufhin durch die Gesundheitsbehörden die Zulassung entzogen. Dieses Verbot ist wissenschaftlich jedoch höchst umstritten. Derzeit sind Kava-Extrakte leider nur als homöopathische Verdünnungen im Handel erhältlich.

K–M

Knoblauch | (Allium sativum)

VORKOMMEN: Knoblauch ist ein naher Verwandter der Zwiebel und des Schnittlauchs. Natürlicherweise kommt Knoblauch in Asien und im Mittelmeergebiet vor, wird aber heutzutage weltweit angebaut. Sowohl als Gewürz als auch als Arzneimittel wird die Knolle der Knoblauchpflanze verwendet.

INHALTSSTOFFE UND WIRKUNG: Charakteristische Inhaltsstoffe des Knoblauchs sind schwefelhaltige Verbindungen wie das Alliin, das bei Zerkleinerung der Knoblauchzehe durch eine enzymatische Reaktion in Allicin, das so genannte Lauchöl, umgewandelt wird. Das instabile Allicin ist einer der wichtigsten Wirkstoffe des Knoblauchs. Daher ist es wichtig, dass Sie Knoblauchpräparate verwenden, die möglichst viel der Vorstufe Alliin enthalten. Dies ist bei Präparaten der Fall, die pulverisierten Knoblauch enthalten. Ölige oder alkoholische Knoblauchextrakte sind weniger empfehlenswert. Lesen Sie dazu die Hinweise auf der Verpackung.

ANWENDUNGSGEBIETE: Die gesundheitsfördernde Wirkung von Knoblauch ist durch viele klinische Studien belegt. Knoblauch senkt den Cholesterinspiegel und vermindert eine bereits bestehende Arteriosklerose. Außerdem konnte eine blutdrucksenkende Wirkung gezeigt werden. Die empfohlene Tagesdosis liegt bei 600 mg Knoblauchpulver. Da Knoblauch außerdem antibakterielle und antimykotische Wirkung besitzt, können Knoblauchzubereitungen auch zur Behandlung von Infektionen der Atemwege sowie im Magen-Darm- als auch im Genitalbereich eingesetzt werden.

VORSICHT: Da Knoblauch die Blutgerinnung verlangsamt, sollten Patienten mit Gerinnungsstörungen vor der Einnahme von Knoblauchpräparaten mit ihrem Arzt sprechen.

Kürbis | (Curcubita pepo)

VORKOMMEN: Kürbis gehört zu den ältesten Kultur- und Nahrungspflanzen Amerikas und wird heute weltweit kultiviert. In der Heilkunde werden die reifen, getrockneten Kürbissamen bzw. das aus diesen Samen gewonnene Kürbiskernöl eingesetzt.

INHALTSSTOFFE UND WIRKUNG: Charakteristische Inhaltsstoffe sind Cucurbitin, Steroide (z. B. beta-Sitosterol), fettes Öl, Eiweiße, Aminosäuren sowie Vitamin E und Mineralien (z. B. Magnesium und Selen). Kürbissamen bzw. Kürbiskernöl verbessert die Funktion der Blasenmuskulatur und vermindert den Harndrang. Eventuell hat das beta-Sitosterol einen Einfluss auf den männlichen Hormonhaushalt, indem es den Abbau von Testosteron hemmt.

ANWENDUNGSGEBIETE: Durch die Stabilisierung des Testosterons haben Kürbiskern-Präparate eine positive Wirkung bei Prostatabeschwerden und führen zu einer Abnahme der damit verbundenen Symptome. Außerdem wird Kürbiskernöl bei Reizblase, Inkontinenz und Bettnässen eingesetzt.

VORSICHT: Sehr selten treten allergische Reaktionen auf.

Mahonie | (Mahonia aquifolium)

VORKOMMEN: Die in Nordamerika beheimatete Mahonie ist bei uns als Strauch in Parkanlagen und Gärten zu finden. Sie gehört zur Familie der Berberidaceae und ist auch unter dem Namen Berberitze bekannt. Zu Heilzwecken genutzt werden die Rinde der Wurzeln und Äste sowie die Früchte.

INHALTSSTOFFE UND WIRKUNG: Neben Harzen und Gerbsäuren enthält die Pflanze verschiedene Alkaloide, z. B. das Berberin, das das Zellwachstum und die Zellvermehrung

PFLANZENSTECKBRIEFE VON A BIS Z

beeinflusst. Außerdem zeigt die Mahonie eine entzündungshemmende Wirkung. Die alkaloidhaltigen Bitterstoffe lassen auf eine appetitanregende Wirkung schließen und erklären die stärkende Wirkung der Pflanze.
ANWENDUNGSGEBIETE: Eine Salbe aus Mahonienrinde findet vornehmlich bei der Behandlung von Schuppenflechte (Psoriasis) und Akne Anwendung. Innerlich wird die Mahonienrinde bei entzündlichen Erkrankungen des Magen-Darm-Trakts sowie Verdauungsstörungen eingesetzt. Die sauren Früchte sind ein sanftes Abführmittel, können in hohen Dosen aber zu Brechdurchfall führen.
VORSICHT: Bei äußerlicher Behandlung können zunächst leichte Hautrötungen und Brennen entstehen, die aber meist schnell wieder abklingen. Nicht in hohen Dosen innerlich anwenden, da die Pflanze dann leicht giftig wirkt.

Maiglöckchen | (Convallaria majalis)

VORKOMMEN: Das Maiglöckchen kommt in den gemäßigten Regionen Europas vor. Die unscheinbare, weißblühende Pflanze dürfte jedem bekannt sein. Arzneiliche Verwendung findet das getrocknete Maiglöckchenkraut.
INHALTSSTOFFE UND WIRKUNG: Pharmakologisch wirksam sind die herzwirksamen Glykoside Convallatoxin, Convallosid und Convallatoxol. Sie steigern die Schlagkraft des Herzens und vermindern die Schlagfrequenz. Außerdem verstärken Maiglöckchenextrakte die Harnausscheidung.
ANWENDUNGSGEBIETE: Maiglöckchen wird zur Behandlung von leichter Herzschwäche eingesetzt. Die positive Wirkung ist in einer Vielzahl klinischer Studien belegt worden.

VORSICHT: Maiglöckchen sollten Sie nur in Form von Standardpräparaten und nicht als Tee einnehmen. Bei Überdosierung können Übelkeit, Kopfschmerzen, Benommenheit und Sehstörungen auftreten. Nehmen Sie keine Maiglöckchen-Präparate ein, wenn Sie an Kaliummangel leiden oder andere Herzmittel auf der Basis von Digitalisglykosiden einnehmen.

Mariendistel | (Silybum marianum)

VORKOMMEN: Ursprünglich in Südeuropa, Südrussland, Kleinasien und Nordafrika beheimatet ist die Mariendistel heute in ganz Europa heimisch. Bereits im Mittelalter wurde sie in Klostergärten angebaut und schon Paracelsus empfahl ihre Verwendung bei „innerem Stechen", womit wahrscheinlich Leberbeschwerden gemeint waren. Medizinisch verwendet man die reifen Früchte, die zu hochkonzentrierten Trockenextrakten verarbeitet werden.
INHALTSSTOFFE UND WIRKUNG: Der wichtigste Inhaltsstoff der Mariendistel ist das Silymarin, das die Leberzellen stärkt, sie gegen toxische Stoffe schützt und ihre Regenerationsfähigkeit steigert. Der Inhaltsstoff Silybinin wirkt als Gegengift bei Vergiftungen mit Knollenblätterpilzen.
ANWENDUNGSGEBIETE: Mariendistel wird zur Behandlung von Leberschäden, besonders durch Alkohol oder Medikamenteneinnahme, angewendet. Bei langfristiger Einnahme kommt es häufig zu einer Verbesserung der Leberwerte. Mariendistel wird auch schulmedizinisch bei Knollenblätterpilzvergiftungen eingesetzt, da kein anderes Gegengift bekannt ist.
VORSICHT: Falls Sie eine Allergie gegen Korbblütengewächse haben, ist von einer Einnahme abzuraten.

Mate | (Ilex paraguariensis)

VORKOMMEN: Mate ist ein immergrüner Baum, der in Südamerika zwischen dem 20. und 30. Breitengrad, also in Argentinien, Paraguay und Uruguay beheimatet ist. Schon für die Ureinwohner Südamerikas gehörte Mate-Tee zum täglichen Leben. Auch heute noch ist Mate in Argentinien ein überaus beliebtes Getränk. Medizinisch verwendet werden die getrockneten Blätter und Blattstiele.

INHALTSSTOFFE UND WIRKUNG: Zu den wirksamen Inhaltsstoffen zählen vor allem Coffein, Gerbstoffe und Flavonoide. Die anregende Wirkung von Mate beruht zum größten Teil auf dem Coffein, welches das zentrale Nervensystem und die Herz-Kreislauf-Funktionen anregt. Gleichzeit steigert es die Verbrennung von Fettsäuren und wirkt leicht entwässernd, weshalb Mate neuerdings häufig zur Unterstützung bei einer Gewichtsabnahme empfohlen wird.

ANWENDUNGSGEBIETE: Mateblätter sind aufgrund ihrer stimulierenden Wirkung hilfreich bei geistiger und körperlicher Ermüdung. Verwendet werden Fertigpräparate oder Teezubereitungen aus den losen Blättern. Mateextrakte sind wegen ihres anregenden Effekts auf die Fettverbrennung oft Bestandteil von Nahrungsergänzungsmitteln, die zur Gewichtsreduktion und zur Cellulite-Behandlung angeboten werden.

Melisse | (Melissa officinalis)

VORKOMMEN: Schon Karl der Große, Hildegard von Bingen und Paracelsus schätzten die ca. 90 cm hohe, mehrjährige Pflanze, die bereits seit 2000 Jahren von Heilkundigen genutzt wird. Sie stammt aus dem Mittelmeergebiet und dem Orient und gehört mit ihren kleinen, weißen, in Scheinquirlen sitzenden Blüten zu den Lippenblütlern (Lamiaceae). Im Mittelalter wurde per Verordnung der Anbau von Melisse in jedem Klostergarten vorgeschrieben. Sie riecht leicht zitronenartig. Die Ernte der Melissenblätter sollte vor der Blütezeit im Juni erfolgen, da sich Geschmack und Geruch der Pflanze während der Blütezeit negativ verändern.

INHALTSSTOFFE UND WIRKUNG: Zu den Inhaltsstoffen zählen vor allem verschiedene ätherische Öle wie z. B. Citronellal, Geraniol und Citral, des Weiteren Glykoside, Gerb- und Bitterstoffe. Die ätherischen Öle haben eine entkrampfende Wirkung auf den Magen-Darm-Trakt und wirken insgesamt beruhigend. Außerdem zeigt die Melisse eine deutlich antivirale Wirkung, sodass Melissen-Extrakte zur Behandlung von Herpes-Infektionen eingesetzt werden.

ANWENDUNGSGEBIETE: Innerlich ist der Einsatz von Melisse überall dort angezeigt, wo nervöse Unruhe die Hauptursache für die Beschwerden ist, z. B. bei nervösen Herzbeschwerden, Magen-Darm-Erkrankungen, Migräne und Nervosität. Bei Schlafproblemen wirkt Melisse besonders gut in einer Kombination mit Baldrian und Hopfen. Äußerlich wird Melisse in Form von Salbe oder reinem ätherischen Melissenöl zur Behandlung von Lippen-Herpes eingesetzt.

VORSICHT: Reines Melissenöl ist sehr teuer. Im Handel wird daher Melissenöl oft verfälscht und gestreckt angeboten oder aber Citronellaöl wird fälschlicherweise als Melissenöl bezeichnet. Citronellaöl hat andere Eigenschaften und wirkt hautreizend. Achten Sie daher von dem Einsatz bei Lippenherpes dringend darauf, dass Sie echtes Melissenöl oder eine standardisierte Melissensalbe kaufen.

PFLANZENSTECKBRIEFE VON A BIS Z

Pestwurz | (Petasites hybridus)

VORKOMMEN: Die großblättrige Pflanze kommt in ganz Europa an feuchten Fluss- und Bachufern vor.
INHALTSSTOFFE UND WIRKUNG: Sowohl die Blätter als auch der Wurzelstock der Pestwurz enthalten die Sesquiterpene Petasin, Neopetasin und Isopetasin. Diese Substanzen wirken entkrampfend auf die glatte Muskulatur der Blutgefäße, der Atemwege, des Verdauungs- und des Urogenitaltrakts. Außerdem hemmen die Inhaltsstoffe der Pestwurz die Bildung von verschiedenen Entzündungsstoffen, die bei der Entstehung von allergischen Reaktionen eine Rolle spielen.
ANWENDUNGSGEBIETE: Pestwurz-Präparate zeigen bei einer Dosierung von 100–150 mg pro Tag sehr gute Wirkung bei Migräne und krampfartigen Schmerzen, z.B. im Verdauungs- und Urogenitaltrakt. Außerdem wird Pestwurz zur Behandlung von Allergien und allergischem Asthma eingesetzt.
VORSICHT: Pestwurz enthält giftige Pyrrolizidinalkaloide, die bei Langzeitanwendung zu Leberschäden führen können. In Arzneimitteln, die nach einem bestimmten Verfahren extrahiert wurden (CO_2-Extraktion), sind diese Giftstoffe jedoch nicht enthalten (z.B. Petadolex®).

Pfefferminze | (Mentha x piperita)

VORKOMMEN: Die Pfefferminze ist eine sehr alte und weit verbreitete Heilpflanze. Neben den Blättern wird auch das ätherische Öl verwendet, das durch Wasserdampfdestillation aus frisch geernteten, blühenden Zweigspitzen gewonnen wird.
INHALTSSTOFFE UND WIRKUNG: Hauptinhaltsstoff des ätherischen Öls ist Menthol. In den Blättern finden sich zusätzlich Kaffeesäurederivate und Flavonoide. Pfefferminze wirkt beruhigend, krampflösend, entzündungshemmend und antibakteriell. Das ätherische Öl besetzt bei äußerlicher Anwendung die Kälterezeptoren der Haut, wodurch das bekannte Kältegefühl entsteht und Schmerzempfindungen blockiert werden. Daher gilt Minzöl als wirkungsvolles Schmerztherapeutikum.
ANWENDUNGSGEBIETE: Pfefferminzblätter bzw. reines Minzöl werden innerlich bei krampfartigen Magen-, Darm- und Gallen-Beschwerden verwendet. Äußerlich hat es sich nicht nur bei Husten und Erkältungen bewährt, sondern wird aufgrund seiner schmerzlindernden Eigenschaften auch bei Kopfschmerzen, rheumatischen Beschwerden und Neuralgien eingesetzt.
VORSICHT: Minzöl darf nicht bei Babys und Kleinkindern angewendet werden, da es zu einem Zungenkrampf und zu Atemstillstand kommen kann.

Potenzholz | (Muria puama)

VORKOMMEN: Potenzholz, auch Muira-puama-Baum genannt, ist in Guyana und dem Amazonasgebiet Brasiliens beheimatet. Dort wird schon seit langem die potenzsteigernde Wirkung der Pflanze genutzt. Verwendet werden Auszüge des zerkleinerten, getrockneten Stamms bzw. der Wurzel.
INHALTSSTOFFE UND WIRKUNG: Wichtige Inhaltsstoffe sind Triterpene, Steroide (wie beta-Sitosterol) und ätherisches Öl. Potenzholz wirkt anregend auf den Beckenbereich, erhöht die erotische Sensibilität bei Frauen und Männern und steigert die männliche Potenz.
ANWENDUNGSGEBIETE: Potenzholz wird neben Potenzstörungen auch bei Durchfall und Appetitlosigkeit angewendet.

P–R

Purpursonnenhut | (Echinacea purpurea)

VORKOMMEN: Der Purpursonnenhut ist eine Staude und gehört zur Familie der Korbblütler. Er ist in Nordamerika beheimatet und wurde erst Mitte des 19. Jahrhunderts in Europa kultiviert. Nahe Verwandte sind der blassfarbene sowie der schmalblättrige Sonnenhut, die ebenfalls medizinisch genutzt werden, allerdings weniger gut untersucht sind. Sowohl die oberirdischen Teile als auch die Wurzeln zeigen eine pharmakologische Wirkung.

INHALTSSTOFFE UND WIRKUNG: Wichtige Inhaltsstoffe sind in erster Linie Polysaccharide, ätherisches Öl und Flavonoide. Der Sonnenhut stärkt unser Immunsystem durch Anregung der körpereigenen Abwehr. Er aktiviert unter anderem die Fresszellen im Blut und im Gewebe, und es lässt sich eine antivirale sowie eine antibakterielle Wirkung nachweisen.

ANWENDUNGSGEBIETE: Der Purpursonnenhut wird bei immer wiederkehrenden Infektionen der Atem- und Harnwege sowie zur allgemeinen Stärkung des Immunsystems eingesetzt. Dabei wirken Präparate, die bei der Einnahme mit den Rachenmandeln in Berührung kommen (Tropfen oder Lutschtabletten) am besten. Dort rufen sie bereits eine Anregung des Immunsystems hervor. Diese positive Wirkung auf die Rachenmandeln ist bei Dragees oder Tabletten, die geschluckt werden, nicht gegeben. Die äußerliche Anwendung von Sonnenhut fördert die Heilung von oberflächlichen, schlecht heilenden Wunden, Abszessen und Furunkeln und wirkt desinfizierend.

VORSICHT: Nehmen Sie Sonnenhut-Präparate nicht länger als 4 bis maximal 6 Wochen ein. Bei Erkrankungen des Immunsystems wie AIDS, Multiple Sklerose, Kollagenosen oder auch Allergien sollte Purpursonnenhut nicht angewendet werden.

Ringelblume | (Calendula officinalis)

VORKOMMEN: Die in ganz Mitteleuropa beheimatete Ringelblume ist bereits seit dem Mittelalter als Heilpflanze bekannt. Sie blüht kräftig orange oder gelb von Juni bis Oktober und wird in dieser Zeit geerntet. Zu Heilzwecken werden hauptsächlich die Blüten genutzt.

INHALTSSTOFFE UND WIRKUNG: Für die entzündungshemmenden und antimikrobiellen Eigenschaften der Ringelblume sorgen Triterpensaponine, und -alkohole sowie Hydroxycumarine, Flavonoide und ätherische Öle. Außerdem fördert sie die Granulationsbildung bei der Wundheilung.

ANWENDUNGSGEBIETE: Die Ringelblume wird äußerlich bei allen Wunden, auch offenen Beinen (Ulcus cruris) oder Wundliegen (Decubitus) eingesetzt. Ringelblumentee oder -tinktur ist auch wirksam zur Behandlung von Entzündungen im Mund- und Rachenraum. Innerlich wird die Ringelblume volksmedizinisch bei Magen-Darm-Entzündungen, leichter Verstopfung und zur Leber- und Gallenstärkung angewendet.

VORSICHT: Die Ringelblume ist ein Korbblütler und kann in seltenen Fällen Allergien hervorrufen.

Rosenwurz | (Rhodiola rosea)

VORKOMMEN: Rhodiola ist eine alpine Sukkulente, die in Europa, Asien und Nordamerika unter rauen (arktischen) Klima-bedingungen wächst. Die essbare Pflanze wird von den Völkern Russlands und Nordamerikas traditionell sowohl medizinisch angewendet als auch als Nahrungsmittel verzehrt.

INHALTSSTOFFE UND WIRKUNG: Rosenwurz enthält viele phenolische Verbindungen (Catechine und Flavonoide) mit hoher

PFLANZENSTECKBRIEFE VON A BIS Z

antioxidativer Wirkung. Das ätherische Öl hat einen ausgeprägten Rosengeruch. Die Pflanze gilt als natürliches Adaptogen, da es die körperlichen Widerstandskräfte gegenüber Stress und Umwelteinflüssen stärkt. Gleichzeitig wird die körperliche und seelische Leistungsfähigkeit unterstützt. Diese Wirkungen sind durch zahlreiche klinische Studien gut belegt.
ANWENDUNGSGEBIETE: Die Einnahme von Rosenwurz empfiehlt sich bei eingeschränkter Leistungsfähigkeit, Konzentrationsschwäche und erhöhter Infektanfälligkeit. Die Pflanze verstärkt die körpereigene Fähigkeit, Stressbelastungen unterschiedlichster Art besser standzuhalten, und wird aus diesem Grund auch von Sportlern angewendet. Rhodiola-Präparate sind als Nahrungsergänzungsmittel im Handel erhältlich. Die empfohlene Tagesdosis liegt bei 200 mg Rosenwurz-Extrakt.

Rosskastanie | (Aesculus hippocastanum)

VORKOMMEN: Beheimatet ist die Rosskastanie in den Gebirgen Griechenlands, Bulgariens, dem Kaukasus bis zum Himalaja. Heute steht sie in unseren Parks und ist allgemein bekannt. Medizinisch werden mittlerweile nur noch die Samen verwendet, früher kamen auch die Blätter zum Einsatz.
INHALTSSTOFFE UND WIRKUNG: Zu den wirksamsten Inhaltsstoffen zählen das Hydroxycumarin Aescin, aber auch Saponine, Gerbstoffe und Flavonoide, darunter das Rutin. Die Inhaltsstoffe wirken antientzündlich, stabilisieren die Gefäßwände und verbessern die Fließeigenschaften des Blutes. Außerdem werden die Kapillaren angeregt, Flüssigkeit aus dem Gewebe abzutransportieren, sodass die Pflanze abschwellend bei Ödemen und Blutergüssen wirkt. Gute Rosskastanienpräparate sollten auf den Gehalt an Aescin standardisiert sein.
ANWENDUNGSGEBIETE: Zu den vorrangigen Indikationsgebieten der Rosskastanie gehören vor allem Venenleiden wie Krampfadern, Venenentzündungen und Hämorrhoiden. Aber auch Blutergüsse und Verstauchungen können mit Rosskastanien-Präparaten behandelt werden.
VORSICHT: Wenn Sie ein Mittel zur Blutverdünnung einnehmen, sollten Sie die innerliche Anwendung von Rosskastanienpräparaten mit Ihrem Arzt oder Heilpraktiker absprechen, da sie die blutverdünnende Wirkung verstärken.

Salbei | (Salvia officinalis)

VORKOMMEN: Salbei stammt ursprünglich aus dem Mittelmeerraum, wird aber inzwischen überall in Europa und Nordamerika angebaut. Als Droge werden die frischen oder getrockneten Blätter verwendet.
INHALTSSTOFFE UND WIRKUNG: Salbei hat einen hohen Gehalt an Gerbstoffen, wodurch er eine adstringierende (zusammenziehende) Wirkung hat. Das ätherische Öl des Salbeis enthält als Hauptbestandteile Thujon, Cineol und Kampfer und wirkt entzündungshemmend und krampflösend.
ANWENDUNGSGEBIETE: Aufgrund der adstringierenden und keimtötenden Wirkung wird Salbei innerlich zur Behandlung von Störungen des Magen-Darm-Trakts aber auch äußerlich bei Verletzungen der Haut sowie Entzündungen der Mund- und Rachenschleimhaut verwendet. Außerdem vermindert Salbei durch seinen hohen Gerbstoffgehalt den Schweißfluss. Salbei kann gleichzeitig innerlich und auch äußerlich angewendet werden (z. B. als Fußbad bei starkem Fußschweiß).

R–T

VORSICHT: Alkoholische Salbeiextrakte (Tinkturen) sollten nicht innerlich angewendet werden. Durch ihren hohen Gehalt an Thujon können sie Schwindel und Herzrasen auslösen. Für Mundspülungen sind alkoholische Salbeiextrakte jedoch unbedenklich.

Senf | (Brassica nigra und Sinapis alba)

VORKOMMEN: Bereits im 4. Jahrhundert v. Chr. war Senf in Griechenland als Heilmittel bekannt. Mit seinen kleinen gelben Blüten gehört Senf zu den Kreuzblütlern (Brassicaceae). Medizinisch genutzt werden die reifen, getrockneten Samen. Es gibt weißen, braunen und schwarzen Senf, wobei der weiße in seiner Wirkung milder ist als der schwarze. Grundsätzlich können beide als Heilmittel genutzt werden.

INHALTSSTOFFE UND WIRKUNG: Vor allem die Senföl-Glykoside Sinalbin bei weißem und Sinigrin bei schwarzem und braunem Senf sind für die Schärfe verantwortlich. Die Senfölglykoside haben eine bakterienhemmende, hautreizende und durchblutungsfördernde Wirkung. Des Weiteren gehören fettes Öl sowie Eiweiße zu den Inhaltsstoffen der Senfsamen.

ANWENDUNGSGEBIETE: Die Droge wird vor allen Dingen äußerlich als Breiumschlag oder Fußbad eingesetzt. Bei niedrigem Blutdruck, beginnender Erkältung oder Kopfschmerzen hat die durchwärmende Wirkung der Fußbäder einen sehr positiven Effekt. Bei Erkrankungen des Bewegungsapparates – auch bei Weichteilrheumatismus – oder bei Bronchitis führen eher Breiauflagen zu einer Besserung der Beschwerden.

VORSICHT: Senf sollte nicht bei Krampfadern und Venenleiden und nicht länger als 2 Wochen angewendet werden. Vermeiden Sie den Kontakt mit Augen und Gesicht, ebenso wie den Einsatz von Senf bei Kindern unter 6 Jahren. Bei sehr empfindlichen Personen und zu langer Auflagedauer kann es zu starker Rötung und Blasen auf der Haut kommen.

Teufelskralle | (Harpagophytum procumbens)

VORKOMMEN: Die Pflanze ist in den Steppen Namibias und Südafrikas beheimatet und entwickelt bis zu 1,5 m lange, am Boden liegende Triebe. An den Trieben befinden sich kräftige Widerhaken, denen die Pflanze ihren Namen verdankt. Medizinisch werden die unterirdischen, weitverzweigten Speicherwurzeln genutzt.

INHALTSSTOFFE UND WIRKUNG: Charakteristischer Inhaltsstoff der Teufelskralle ist das Iridoid Harpagosid, auf das die meisten Präparate standardisiert sind. Die Teufelskralle wirkt zum einen entzündungshemmend und schmerzlindernd, zum anderen regt sie durch die enthaltenen Bitterstoffe die Bildung von Magen- und Gallensäften an und wirkt appetitanregend.

ANWENDUNGSGEBIETE: Eine der Hauptindikation der Teufelskralle sind entzündliche Beschwerden des Bewegungsapparates, wie Arthrose, Arthritis, Hexenschuss und Sehnenscheidenentzündungen. Durch die Bitterstoffe zeigt sie auch bei Appetitlosigkeit und Verdauungsproblemen eine positive Wirkung. Zur Behandlung von Magen-Darm-Beschwerden sollten Sie die Teufelskralle als Tee oder Tropfen einnehmen, während die Behandlung von Schmerzen im Bewegungsapparat am besten mit Standardpräparaten erfolgt.

VORSICHT: Verwenden Sie Teufelskralle nicht bei Magen- und Zwölffingerdarmgeschwüren.

Traubensilberkerze | (Cimicifuga racemosa)

VORKOMMEN: Die Traubensilberkerze ist zwar vor allem in den USA und Kanada beheimatet, wird aber heute auch in Europa kultiviert. Bereits von den Indianern wurde sie als Tonikum für Frauen und zur Nervenstärkung verwendet. Als Droge wird der getrocknete Wurzelstock genutzt.

INHALTSSTOFFE UND WIRKUNG: Charakteristische Inhaltsstoffe sind Chinolizidinalkaloide, Triterpene, Cimicifugasäuren und Flavonoide und das Harz Cimicifugin. Extrakte der Traubensilberkerze zeigen eine östrogenähnliche Wirkung und können daher bei Beschwerden, die durch einen Östrogenmangel hervorgerufen werden, ausgleichend wirken.

ANWENDUNGSGEBIETE: Traubensilberkerze wird vor allem bei allgemeinen Wechseljahrsbeschwerden eingesetzt, aber auch bei Menstruationsbeschwerden und prämenstruellem Syndrom (PMS). Obwohl die Traubensilberkerze eine östrogenartige Wirkung hat, hat sie nachgewiesenermaßen keinen negativen Effekt auf Östrogen-abhängige Brusttumoren, und ist daher auch für Brustkrebspatientinnen geeignet.

Umckaloabo | (Pelargonium sidoides)

VORKOMMEN: Umckaloabo, auch Kapland-Pelargonie genannt, stammt ursprünglich aus Südafrika. Dort war die Heilkraft den Medizinmännern wohlbekannt und wurde zur Behandlung von Infektionen eingesetzt. Bei uns sind Umckaloabo-Präparate erst seit 20 Jahren auf dem Markt, erfreuen sich seitdem aber großer Beliebtheit.

INHALTSSTOFFE UND WIRKUNG: Die Wurzeln von Umckaloabo haben einen hohen Gerbstoffgehalt. Daneben enthalten sie Cumarine und Flavonoide. Umckaloabo-Extrakte helfen auf zwei Arten, eine Infektionskrankheit abzuwehren: Sie hemmen das Wachstum von Bakterien, außerdem aktivieren sie das Immunsystem. Die enthaltenen Cumarine bewirken eine verlangsamte Blutgerinnung.

ANWENDUNGSGEBIETE: Die positive Wirkung von Umckaloabo-Extrakten bei der Behandlung von akuter und chronischer Bronchitis und anderen Infektionen der Atemwege ist in mehreren Studien belegt. Da Umckaloabo das Abwehrsystem stärkt, können Sie es auch vorbeugend einnehmen.

VORSICHT: Falls Sie an einer Blutgerinnungsstörung leiden oder blutverdünnende Medikamente einnehmen, sollten Sie Umckaloabo nur in Absprache mit Ihrem Arzt anwenden.

Weihrauch, indischer | (Boswellia serrata)

VORKOMMEN: Der 6–10 m hohe Weihrauchbaum kommt in Ostafrika, Indien und Südarabien vor. Wird der Stamm eingeritzt, tritt das Gummiharz aus, das nach dem Trocknen an der Luft als Weihrauch zu religiösen oder zu medizinischen Zwecken verwendet wird.

INHALTSSTOFFE UND WIRKUNG: Weihrauch enthält Triterpene, die Boswellinsäuren, die nachweislich eine entzündungshemmende Wirkung haben. Diese Wirkung kommt durch die Hemmung eines Enzyms, der 5-Lipooxygenase, zustande.

ANWENDUNGSGEBIETE: In der indischen Ayurveda-Medizin wird Weihrauch schon seit Generationen zur Behandlung von entzündlichen Erkrankungen eingesetzt. Die westliche Medizin hat dieses sehr wirksame Medikament erst in den letzten Jahren entdeckt. Seitdem hat eine Vielzahl von Studien die Wirkung von Weihrauch bei der Behandlung von rheumatoider Arthritis und entzündlichen Darmentzündungen, wie Morbus Crohn und Colitis ulcerosa, belegt. Einige Studien deuten auch daraufhin, dass Weihrauch bei Patienten mit Hirntumoren den Gesundheitszustand deutlich verbessert.

Leider ist Weihrauch in Deutschland nur in niedriger Dosierung als Arzneimittel zugelassen. Höher dosierte Präparate können Sie über das Internet oder Ihre Apotheke aus der Schweiz beziehen (z. B. H15 Ayurmedica). Um eine deutliche Wirkung zu erzielen, sollten Sie bei entzündlichen Darmerkrankungen ca. 1000 mg, bei Polyarthritis und Hirntumoren bis zu 2000 mg Weihrauch-Extrakt pro Tag einnehmen.

Weißdorn | (Crataegus laevigata)

VORKOMMEN: Weißdorn gehört zu den Rosengewächsen und ist in allen gemäßigten Gegenden Europas, Asiens und Nordamerikas wild und in Gärten kultiviert zu finden.

INHALTSSTOFFE UND WIRKUNG: Arzneiliche Verwendung finden die Blätter und Blüten des Weißdorns. Die wirksamen Inhaltsstoffe sind Flavonoide, Procyanidine und Glykoside. Weißdorn verbessert die Durchblutung des Herzens, steigert seine Schlagstärke und wirkt ausgleichend auf den Blutdruck.

ANWENDUNGSGEBIETE: Weißdorn kann aufgrund seiner ausgleichenden und stärkenden Wirkung bei fast allen Herzbeschwerden zumindest begleitend eingesetzt werden. Es ist daher in vielen pflanzlichen Herzmitteln enthalten. Positive Effekte zeigt Weißdorn bei der Behandlung von leichter Herzschwäche, Bluthochdruck, Herzrhythmusstörungen und nervösen Herzbeschwerden. Die empfohlene Tagesdosis für Standardpräparate liegt bei 160–900 mg. Bei nervösen Herzbeschwerden ist die Verwendung eines Tees besonders wirkungsvoll. Generell müssen Weißdornpräparate langfristig angewendet werden, da die Wirkung erst nach 2–3 Wochen einsetzt.

Weißkohl | (Brassica oleracea var. capitata)

VORKOMMEN: Ursprünglich stammt der Weißkohl als Wildpflanze aus den mediterranen Gebieten Europas. Als Gemüse wird er heute in allen gemäßigten Zonen der Welt angebaut. Er gehört wie der Senf und der Meerrettich zu den Kreuzblütlern.

INHALTSSTOFFE UND WIRKUNG: Für viele Kreuzblütler sind die Senföle als pharmakologisch wirksame Inhaltsstoffe charakteristisch. Außerdem enthält der Weißkohl besondere schwefelhaltige Aminosäuren, die als „Vitamin U" bezeichnet werden und die eine nachgewiesene magenschützende Wirkung haben. Wahrscheinlich steigern sie die Bildung einer protektiven Schleimschicht im Magen.

ANWENDUNGSGEBIETE: Kohlsaft wird aufgrund der magenschützenden Eigenschaften bei Magenschleimhautentzündungen und Magengeschwüren eingesetzt. Auflagen aus Kohlblättern werden mit Erfolg zur Behandlung von schlecht heilenden Wunden verwendet. So manches offene Bein ist bei regelmäßiger Anwendung von Kohlauflagen abgeheilt.

Wolfstrapp | (Lycopus virginicus)

VORKOMMEN: Die Staude ist in Nordamerika beheimatet, gehört zu den Lippenblütlern (Lamiaceae) und kann bis zu 100 cm hoch werden. Sie wächst ursprünglich an stehenden und lang-

PFLANZENSTECKBRIEFE VON A BIS Z

sam fließenden Gewässern wie Gräben, Teichen und Bächen; ihre Blütezeit ist von Juni bis September.

INHALTSSTOFFE UND WIRKUNG: Zu den Inhaltsstoffen zählen Kaffeesäurederivate wie Rosmarinsäure, des Weiteren Flavonoide, Diterpene und ätherisches Öl. Die Pflanze hemmt den Jodtransport und dadurch die Freisetzung von jodhaltigen Schilddrüsenhormonen. Außerdem senkt sie den Blutspiegel an Prolaktin, ein Hormon, das auf die Milchdrüsen der Brust wirkt.

ANWENDUNGSGEBIETE: Wolfstrapp ist ein wirkungsvolles Mittel zur Behandlung von Schilddrüsenüberfunktion vor allem in Kombination mit Herzrhythmusstörungen und vegetativ-nervösen Störungen. Bei funktionellen Herzbeschwerden und Herzschwäche mit Unruhe kann es unterstützend genutzt werden. Wegen seiner Prolaktin-senkenden Wirkung wirkt Wolfstrapp lindernd bei Schmerzen und Spannungen in den Brustdrüsen, z.B. während der Menopause.

VORSICHT: Hohe Dosen über einen längeren Zeitraum können zu einer Vergrößerung der Schilddrüse führen. Daher sollte Wolfstrapp nicht bei bereits bestehender Schilddrüsenvergrößerung und nicht in Kombination mit Thyroxin-Präparaten eingenommen werden. Um Beschwerden nach der Behandlung zu verhindern, wird ein langsames Ausschleichen der Medikation empfohlen. Wolfstrapp kann diagnostische Untersuchungen (Szintigraphie) mit radioaktivem Jod verfälschen.

Zahnstocher-Ammei | (Ammi visnaga)

VORKOMMEN: Die Zahnstocher-Ammei gehört zu der Familie der Doldengewächse und kommt natürlicherweise im Mittelmeerraum, in Südamerika und Nordafrika vor. Ihren Namen hat die Pflanze daher, dass die Doldenstrahlen in orientalischen Ländern als Zahnstocher verwendet wurden. Für medizinische Zwecke werden die Früchte genutzt.

INHALTSSTOFFE UND WIRKUNG: Neben ätherischen Ölen enthalten die Früchte der Zahnstocher-Ammei Cumarinderivate und die Furanochromone Khellin und Visnagin. Diese Inhaltsstoffe wirken entkrampfend auf die glatte Muskulatur, z.B. der Blutgefäße und der Atemwege. Daher wirkt diese Heilpflanze entspannend sowohl auf die Herzkranzgefäße als auch auf die Bronchien. Auch auf die glatte Muskulatur des Magen-Darm-Trakts, der Harnwege und des Unterleibs wirkt die Zahnstocher-Ammei entkrampfend.

ANWENDUNGSGEBIETE: Die Früchte der Zahnstocher-Ammei werden zur Behandlung von Angina pectoris und bei verminderter Herzleistung eingesetzt. Außerdem hat es sich aufgrund der krampflösenden Wirkung bei Asthma, Keuchhusten und bei krampfartigen Menstruationsbeschwerden bewährt.

VORSICHT: Bei Überdosierung kann es zu Übelkeit und Schwindel kommen.

Zimt | (Cinnamomum zeylanicum)

VORKOMMEN: Der Ceylon-Zimtbaum gehört zu den Lorbeergewächsen (Lauraceae) und kommt natürlicherweise in Sri Lanka, China, Sumatra, Südwest-Indien und Java vor. Die heute verwendete Zimtrinde stammt ausschließlich aus kultiviertem Anbau und besteht aus der getrockneten, von Kork und Parenchym befreiten Rinde von jungen Schößlingen.

INHALTSSTOFFE UND WIRKUNG: Ätherisches Öl, vor allem Zimtaldehyd, Diterpene und Schleimstoffe gehören zu den

W–Z

wichtigsten Inhaltsstoffen. Zimt hat eine Insulin-ähnliche Wirkung und erleichtert die Aufnahme von Zucker in die Körperzellen.

ANWENDUNGSGEBIETE: Zimt kann zur Blutzuckersenkung bei leichten Formen von Diabetes eingesetzt werden. In einigen Studien wurde die Wirksamkeit höherer Dosen Zimt (1–6 g pro Tag) auf Blutzucker und Blutfettwerte untersucht. Es zeigte sich eine Senkung nicht nur des Blutzuckerspiegels, sondern auch des Cholesterinspiegels.

VORSICHT: Einige Zimtsorten enthalten einen hohen Anteil von Cumarinen, die lebertoxisch wirken. Meiden sie Cassia-Zimt mit seinem hohen Cumarin-Anteil, Ceylon-Zimt gilt dagegen als unbedenklich. Der Einsatz von Zimt bei Diabetes sollte immer unter Beobachtung eines Arztes erfolgen.

Zinnkraut | (Equisetum arvense)

VORKOMMEN: Zinnkraut, auch bekannt unter dem Namen Ackerschachtelhalm, ist eine sehr alte Pflanze, es gibt sie etwa seit 390 Millionen Jahren. In Urzeiten war sie baumhoch und vermehrte sich – damals wie heute – nicht über Blüten, sondern mit Hilfe von Sporen. Heute wächst Zinnkraut in Europa und Asien ebenso wie in Grönland, dem Himalaya und den USA. Den Namen Zinnkraut erhielt die Pflanze, weil sie früher auf Grund des hohen Gehalts an Kieselsäure zum Putzen von Zinngeschirr verwendet wurde.

INHALTSSTOFFE UND WIRKUNG: Charakteristisch für das Zinnkraut ist ein extrem hoher Kieselsäuregehalt (5–10 %). Kieselsäure ist ein wichtiger Bestandteil des Bindegewebes und stabilisiert Haare, Fingernägel und Haut. Daneben enthält die Pflanze Flavonoide und Kaffeesäurederivate, die die Harnausscheidung erhöhen und daher entwässernd wirken.

ANWENDUNGSGEBIETE: Aufgrund der harntreibenden Wirkung wird die Pflanze innerlich bei bakteriellen und entzündlichen Erkrankungen der Harnwege, Nierengrieß und Nierenerkrankungen eingesetzt. Der hohe Gehalt an Kieselsäure erklärt die positive Wirkung bei rissigen Fingernägeln, Haarausfall, schwachem Bindegewebe, Krampfadern und schlecht heilenden Wunden.

VORSICHT: Zinnkraut darf bei eingeschränkter Herz- und Nierentätigkeit nicht angewendet werden.

Zwiebel | (Allium cepa)

VORKOMMEN: Die Zwiebel gehört wie der Knoblauch und der Bärlauch zu den Lauchgewächsen. Sie kommt ursprünglich aus Mittelasien, wird heutzutage aber weltweit kultiviert.

INHALTSSTOFFE UND WIRKUNG: Charakteristische Inhaltsstoffe der Zwiebel sind die schwefelhaltigen Alliine, die beim Zerkleinern der Zwiebel durch ein Enzym in das flüchtige, stark riechende Lauchöl Allicin umgesetzt werden. Die Schwefelverbindungen der Zwiebel wirken keimtötend und damit antientzündlich. Außerdem konnte ein lipidsenkender Effekt nachgewiesen werden.

ANWENDUNGSGEBIETE: Zwiebeln haben eine lange Tradition in der Volksheilkunde. Zwiebelauflagen sind bei der Behandlung von Mittelohrentzündungen überaus wirkungsvoll. Zwiebelsirup ist ein beliebtes Hustenmittel, besonders für Kinder. Neuerdings werden Zwiebeln auch zur Senkung der Blutfette und zur Arteriosklerose-Vorbeugung eingesetzt.

ZUM NACHSCHLAGEN

Medizinische Tees

Der Teeaufguss ist eine der ältesten Verwendungsarten von Heilpflanzen. Medizinische Tees eignen sich besonders zur Behandlung von Magen-Darm-Problemen, Erkältungskrankheiten und leichten Schlafstörungen.

Das Mischen von Tees

Tees bieten den Vorteil, dass Sie verschiedene Drogen nach Ihren individuellen Bedürfnissen mischen können. Viele Apotheken stellen Teemischungen nach Wunsch her. Bei der Erstellung Ihres Teerezepts beachten Sie bitte folgende Tipps:
→ Eine Teemischung für die Selbstbehandlung sollte maximal 3–6 verschiedene Drogen enthalten.
→ Meist werden alle verwendeten Drogen zu gleichen Gewichtsanteilen gemischt. Doch davon gibt es einige Ausnahmen:
→ Wurzeln und Rinden sind schwer und brauchen einen großen Gewichtsanteil an der Gesamtmischung.
→ Blüten sind sehr leicht und brauchen daher nur einen geringen Gewichtsanteil am Gesamtgewicht.
→ Bitterstoffdrogen, wie Wermut oder Enzian, sollten Sie nur sehr gering dosieren, denn sie haben einen sehr intensiven bitteren Geschmack.

Aufbewahrung

Teedrogen sollten stets in möglichst dichten, dunklen Gefäßen aufbewahrt werden. Die Wirkung vieler Tees beruht auf ätherischen Ölen, die leicht flüchtig sind. Aufbewahrung unter Luftabschluss verhindert das Verdunsten dieser Inhaltsstoffe. Licht bescheunigt den Zerfall einiger Substanzen, sodass die Wirksamkeit der Droge in dunklen Gefäßen am besten erhalten bleibt.

Zubereitung von Tees

1–2 Teelöffel der Teedroge in eine Tasse geben, mit kochendem Wasser übergießen und den Aufguss zugedeckt 10–20 Minuten stehen lassen.
→ Tees, die Wurzeln oder Rinde enthalten, müssen generell eher länger ziehen.
→ Die Inhaltsstoffe aus Blüten und Blättern gehen dagegen schneller in Lösung.
→ Samen mit einem hohen Gehalt an ätherischen Ölen wie Fenchel, Anis oder Kümmel sollten Sie kurz vor der Verwendung im Mörser zerstoßen, damit sich ihre Wirkung voll im heißen Wasser entfalten kann.

Besteht die Teemischung nur aus Drogen mit besonders harter Konsistenz (Wurzeln und Rinde), können Sie auch eine **Abkochung** zubereiten: Die Pflanzenteile zunächst mit kaltem Wasser ansetzen, dann auf dem Herd erhitzen und für 10 Minuten kochen. Die Pflanzenteile durch ein Sieb abseihen. Diese Art der Zubereitung sollten sie jedoch nicht für Drogen mit flüchtigen oder hitzeempfindlichen Inhaltsstoffen anwenden. Eine Abkochung ist zum Beispiel für das Zinnkraut empfehlenswert.

Kaltauszüge (Mazerate) eignen sich besonders für schleimhaltige Drogen (wie Eibischwurzel oder Malvenblätter) oder Drogen, bei denen unangenehme Gerbstoffe nicht mit extrahiert werden sollen (wie Bärentraube): Dazu die Drogen abends mit kaltem Wasser ansetzen, über Nacht ziehen lassen, morgens abseihen und trinken.

Tinkturen selbst herstellen

Tinkturen sind alkoholische Pflanzenauszüge, die Sie tropfenweise zu sich nehmen, entweder in einem Glas Wasser vermischt oder auch pur. Tinkturen lassen sich relativ leicht selbst herstellen. Dazu können Sie sowohl frische Pflanzenteile, als auch die getrockneten Drogen aus der Apotheke verwenden: 50 g der getrockneten Droge oder 150 g frisches Pflanzenmaterial in ein sauberes, gut verschließbares Glas geben und mit 250 ml 40 %-igem Alkohol (z. B. Doppelkorn) übergießen, sodass die Kräuter bedeckt sind. Die Mischung 14 Tage bei Raumtemperatur ziehen lassen, dann das Pflanzenmaterial durch ein Leinentuch oder einen Kaffeefilter abseihen. Die Tinktur können Sie 2–3 Jahre lang in einer dicht verschlossenen, dunklen Flasche aufbewahren.

Tinkturen werden je nach Heilpflanze entweder innerlich angewendet (z. B. Baldrinatinktur als Tropfen) oder äußerlich als Basis für Umschläge und Auflagen (z. B. Arnikatinktur).

Salben selbst herstellen

Salben sind unverzichtbar zur Behandlung von Hauterkrankungen, Gelenk- und Muskelschmerzen aber auch bei Erkältungskrankheiten. Als Salbengrundlage eignen sich Pflanzenöle (Mandel- oder Jojobaöl) in Kombination mit Bienenwachs. Besonders leicht zu handhaben sind Vaseline oder Eucerin-Salbe, beides geruchsneutrale, fetthaltige Salben aus der Apotheke, denen Sie pflanzliche Auszüge selbst zusetzen können: 100 g Eucerin erhitzen; alternativ 50 ml Pflanzenöl mit 8 g Bienenwachs und 7 g Sheabutter oder Kakaobutter im Wasserbad erhitzen bis alle Zutaten geschmolzen sind. Das Fett auf ca. 40 °C abkühlen lassen und dann die pflanzlichen Auszüge zugeben. Dazu eignen sich z. B.
→ einige Tropfen ätherisches Öl
→ 10 ml Kräuter-Tinktur (In diesem Fall müssen Sie die doppelte Menge Bienenwachs einsetzen, damit die Salbe nicht zu flüssig wird.)
→ 10–20 g getrocknete Pflanzenteile (In diesem Fall die Mischung 2–3 Tage ziehen lassen, erneut vorsichtig erhitzen und die Pflanzenteile durch ein Tuch oder feines Sieb abseihen.)
Füllen Sie die fertige Salbe in ein sauberes Schraubgefäß.

Rezept Erkältungssalbe

100 g Salbengrundlage erhitzen und 20 g getrocknetes Thymiankraut zusetzen. 2–3 Tage ziehen lassen. Mischung erhitzen, 5 Tropfen Eukalyptusöl zusetzen und durch ein Tuch oder feines Sieb abseihen. Bei Erkältungen mit der Salbe den Brustkorb einreiben.

Wickel und Auflagen

Wickel und Auflagen wirken zu einem großen Teil durch Temperatureffekte. So unterscheidet man zwischen kalten, warmen und heißen Wickeln und Auflagen.

Kalte Auflagen wirken kühlend und entziehen dem Körper überschüssige Wärme. Das macht man sich z. B. beim Wadenwickel zu Nutze, der einen deutlich fiebersenkenden Effekt hat. Ein weiteres Beipiel ist der Quarkwickel, bei dem die Quarkmasse auf entzündetes Gewebe aufgetragen wird. Der kühle Quark entzieht dem Gewebe Wärme und wirkt dadurch entzündungshemmend. Bei Gelenksentzündungen kann diese Wirkung durch den Zusatz von entzündungshemmender Arnikatinktur verstärkt werden. Der Quarkwickel eignet sich auch als Hals- oder Brustwickel bei Erkältungen.

Warme und heiße Wickel hingegen regen die Durchblutung an und fördern damit die Aufnahme zugesetzter pflanzlicher Stoffe durch die Haut. Oft haben warme Wickeln auch eine entspannende Wirkung, besonders wenn sie beruhigende ätherische Öle enthalten.

ZUM NACHSCHLAGEN

Bücher, die weiterhelfen

→ **Dr. Jörg Grünwald, Christof Jänicke: Grüne Apotheke.** Gräfe und Unzer Verlag
Ein übersichtlich gestaltetes Nachschlagewerk das alles Wissenswerte zum Thema Pflanzenheilkunde enthält. Neben Hinweisen auf wissenschaftlich belegte Anwendungen erhalten Sie praktische Tipps zur Selbstmedikation.

→ **Christof Jänicke, Dr. Jörg Grünwald: Alternativ Heilen.** Gräfe und Unzer Verlag
Ein umfangreiches Kompendium unterschiedlicher alternativer Heilmethoden, sowie ihrer Anwendungsweise bei verschiedenen Beschwerdebildern. Für Leser, die sich nicht nur für Pflanzenheilkunde interessieren.

→ **Johann Künzle: Das neue Kräuterheilbuch.** Patmos Verlag
Das 1945 erstmals erschienene Kräuterbuch des Schweizer Pfarrers Künzle ist neu aufgelegt worden, und bietet eine umfassende Übersicht über die Verwendung heimischer Heilkräuter. Ein Klassiker der Kräuterheilkunde.

→ **Max Wichtl: Teedrogen und Phytopharmaka.** Wissenschaftliche Verlagsgesellschaft
Dieses Handbuch enthält wissenschaftliche Informationen zu Inhaltsstoffen und Verwendung aller in Europa gängigen Heilpflanzen. Ein Standardwerk für alle, die tiefer in die Phytotherapie einsteigen möchten.

Adressen, die weiterhelfen
Internet

→ **Kooperation Phytopharmaka**
www.koop-phyto.org
Schön gestaltete Internetseite mit Informationen zu Heilpflanzen, Buchveröffentlichungen, Fortbildungen, u.v.m.

→ **Gesellschaft für Phytotherapie e.V.**
www.phytotherapy.org
Website der konservativ ausgerichteten deutschen Gesellschaft für Phytotherapie. Leider etwas unübersichtlich, aber dafür sehr aktuell. Enthält Neuigkeiten aus der Arzneipflanzenforschung und aktuelle Termine.

Hier können Sie pflanzliche Präparate bestellen:

→ **Zieten Apotheke**
Großbeerenstraße 11, 10963 Berlin
Tel.: 030-547169-0
www.zietenapotheke.de
Die Zietenapotheke hat sich auf pflanzliche Heilmittel spezialisiert und führt ein sehr großes Angebot an medizinischen Tees. Auf Wunsch werden auch Teemischungen erstellt. Außerdem stellt die Apotheke pflanzliche Tinkturen selbst her, so dass man fast jede in diesem Buch empfohlene Heilpflanze dort als Tinktur erhalten kann. Die Zietenapotheke versendet ihre Produkte in ganz Deutschland.

→ **Versandapotheke DocMorris N. V.**
Voskuilenweg 131 B, 6416 AJ Heerlen
Niederlande
Tel.: 01805-36266 77 47
www.docmorris.de
Doc Morris ist eine internationale Versandapotheke mit Sitz in den Niederlanden. Da sie sich nicht an die in Deutschland geltende Preisbindung halten muss, sind viele Produkte hier billiger zu beziehen. Doc Morris versendet keine rezeptpflichtigen Arzneimittel.

Register aller Heilpflanzen

(Seitenzahl fett = Pflanzensteckbrief)

Achillea millefolium–Schafgarbe 36, 61, 74
Aconitum napellus–Eisenhut 84, 92
Aesculus hippocastanum–Rosskastanie 45, 53, 84, **120**
Afrikanische Pflaume–*Pygeum africanum* 77, 79, 80
Afrikanische Schwarzbohne–*Griffonia simplicifolia* 21, 23, 24, 25, 95
Agrimonia eupatoria–Odermennig 101
Alchemilla xanthochlora–Frauenmantel 65, 74, 77, 80, **111**
Allium cepa–Zwiebel 30, 33, 99, **125**
Allium sativum–Knoblauch 21, 22, 43, 44, 48, 53, 55, 64, 66, 72, 103, **115**
Allium ursinum–Bärlauch 44, 66
Aloe–*Aloe vera* 16, 98, 105
Alpinia officinarum–Galgant 16, 61
Althaea officinalis–Eibisch 28, 29, 60, 62, 102, **111**
Ammi visnaga–Zahnstocher-Ammei 29, 41, 42, 44, 52, **124**
Andorn–*Marrubium vulgare* 29
Angelica archangelica–Angelika 16, 41, 56
Angelika–*Angelica archangelica* 16, 41, 56
Anis–*Pimpinella anisum* 30
Apfel–*Malus domestica* 65, 99, 100
Arctostaphylos uva-ursi–Bärentraube 80, **109**
Armoracia rusticana–Meerrettich 28, 31, 48, 80, 81
Arnica montana–Arnika 45, 76, 86, 87, 88, 89, 90, 93, 99, 105, **108**
Arnika–*Arnica montana* 45, 76, 86, 87, 88, 89, 90, 93, 99, 105, **108**
Artemisia absinthium–Wermut 37, 61, 64
Artischocke–*Cynara scolymus* 55, 60, 65, 68
Asiatischer Wassernabel–*Centella asiatica* 76, 104
Augentrost–*Euphrasia officinalis* 35, 52
Avena sativa–Hafer 85, 101

Baldrian–*Valeriana officinalis* 19, 23, 56, 73, 78, 95, **108**
Ballonrebe–*Cardiospermum halicacabum* 33, 51, 101, 102, 103, **108**
Bärentraube–*Arctostaphylos uvaursi* 80, **109**
Bärlauch–*Allium ursinum* 44, 66
Beinwell–*Symphytum officinale* 86, 87, 88, 90, 92, **109**
Berberis vulgaris–Berberitze 69
Berberitze–*Berberis vulgaris* 69
Besenginster–*Cytisus scoparius* 40, 42
Betula pendula–Birke 49, 75, 80, 81, 89, **110**
Birke–*Betula pendula* 49, 75, 80, 81, 89, **110**
Bittergurke–*Momordica charantia* 53
Bitterholz–*Quassia amara* 99
Bittersüßer Nachtschatten–*Solanum dulcamara* 51, 101, 102
Blasentang–*Fucus vesiculosus* 57
Blutwurz–*Potentilla erecta* 36, 65
Bockshornklee–*Trigonella foenum-graecum* 16, 51, 56, **110**
Borago officinalis–Borretsch 72
Borretsch–*Borago officinalis* 72
Boswellia serrata–Indischer Weihrauch 50, 66, 73, 90, 93, 94, 95, **122**
Brassica nigra–Schwarzer Senf 84, 87, **121**
Brassica oleracea var. capitata–Weißkohl 45, 54, **123**
Brennnessel–*Urtica dioica* 54, 75, 78, 79, 94
Brombeere–*Rubus fruticosus* 51, 66
Brunnenkresse–*Nasturtium officinale* 28
Buchweizen–*Fagopyrum esculentum* 34, 44, 53

Calendula officinalis–Ringelblume 36, 76, 89, 104, 105, **119**
Camellia sinensis–Teestrauch 50
Capsella bursa-pastoris–Hirtentäschl 32, 62, 74, 77
Capsicum frutescens–Cayennepfeffer 20, 84, 91
Cardiospermum halicacabum–Ballonrebe 33, 51, 101, 102, 103, **108**
Carum carvi–Kümmel 51, 62, 64
Cayennepfeffer–*Capsicum frutescens* 20, 84, 91
Centella asiatica–Asiatischer Wassernabel 76, 104
Cetraria islandica–Isländisch Moos 31, 57
Chelidonium majus–Schöllkraut 50, 69
Chicorée–*Cichorium intybus var. foliosum* 48
Chinarinde–*Cinchona pubescens* 85, 94, 95
Cichorium intybus var. foliosum–Chicorée 48
Cimicifuga racemosa–Traubensilberkerze 24, 77, 78, 86, **122**
Cinchona pubescens–Chinarinde 85, 94, 95
Cinnamomum camphora–Kampfer 17, 22, 40, 41, 42, 43, 84, 90, 91, **114**
Cinnamomum zeylanicum–Zimt 16, 53, **124**
Colchicum autumnale–Herbstzeitlose 54
Commiphora myrrha–Myrrhe 31, 36, 37
Convallaria majalis–Maiglöckchen 42, **116**
Crataegus laevigata–Weißdorn 17, 40, 42, 56, **123**
Cucurbita pepo–Kürbis 77, 79, 80, **115**
Curcuma longa–Gelbwurz 69
Cyamopsis tetragonoloba–Guar 53, 55
Cynara scolymus–Artischocke 55, 60, 65, 68
Cytisus scoparius–Besenginster 40, 42

Damiana–*Turnera diffusa* 57, 73, **111**
Daucus carota–Karotte 34, 65, 66
Digitalis purpurea–Fingerhut 34
Drosera rotundifolia–Sonnentau 30

Echinacea purpurea–Purpursonnenhut 28, 36, 48, 52, 54, 103, 104, **119**
Efeu–*Hedera helix* 29, 30, 52
Eibisch–*Althaea officinalis* 28, 29, 60, 62, 102, **111**
Eiche–*Quercus robur* 45, 72, 98, 100, 101, 103, 105
Eisenhut–*Aconitum napellus* 84, 92
Eleutherococcus senticosus–Taigawurzel 17, 18, 19, 22, 33, 48, 54, 79
Enzian–*Gentiana lutea* 16, 61, 64
Equisetum arvense–Zinnkraut 45, 49, 54, 86, 87, 89, 92, 104, **125**
Eukalyptus–*Eucalyptus globulus* 28
Euphrasia officinalis–Augentrost 35, 52

Fagopyrum esculentum–Buchweizen 34, 44, 53
Feigenkaktus–*Opuntia ficus-indica* 55
Fenchel–*Foeniculum vulgare* 30, 37, 51, 61, 63, 64
Filipendula ulmaria–Mädesüß 28, 49, 54
Fingerhut–*Digitalis purpurea* 34
Flohsamen, indischer–*Plantago ovata* 16, 55, 66, 67, 100
Foeniculum vulgare–Fenchel 30, 37, 51, 61, 63, 64
Frauenmantel–*Alchemilla xanthochlora* 65, 74, 77, 80, **111**
Fucus vesiculosus–Blasentang 57

Galanthus nivalis–Schneeglöckchen 25
Galgant–*Alpinia officinarum* 16, 61
Gänsefingerkraut–*Potentilla anserina* 41, 51, 63, 64, 65, 74
Garcinia mangostana–Mangostane 55
Gartenbohne–*Phaseolus vulgaris* 53

ZUM NACHSCHLAGEN

Gaultheria procumbens – Wintergrün 90
Gelbwurz – *Curcuma longa* 69
Gentiana lutea – Enzian 16, 61, 64
Gewürznelke – *Syzygium aromaticum* 37, 99
Gingko – *Ginkgo biloba* 17, 22, 25, 33, 34, 44, 79, 85, **112**
Ginseng – *Panax ginseng* 18, 19, 23, 43, 57, **112**
Glycine max – Sojabohne 68
Glycyrrhiza glabra – Süßholz 30, 60, 62
Goldrute – *Solidago virgaurea* 80, 81
Griffonia simplicifolia – Afrikanische Schwarzbohne 21, 23, 24, 25, 95
Grüner Tee – *Camellia sinensis* 50
Guar – *Cyamopsis tetragonoloba* 53, 55

Hafer – *Avena sativa* 85, 101
Hagebutte – *Rosa canina* 92
Hamamelis – *Hamamelis virginiana* 35, 99, 100, 102, 104
Harfenstrauch – *Plectranthus barbatus* 55, 57
Harpagophytum procumbens – Teufelskralle 20, 21, 91, 92, 93, 95, **121**
Hauhechel – *Ononis spinosa* 81
Hedera helix – Efeu 29, 30, 52
Heidelbeere – *Vaccinium myrtillus* 34, 35, 44, 53
Helianthus tuberosus – Topinambur 48
Herbstzeitlose – *Colchicum autumnale* 54
Herzgespann – *Leonurus cardiaca* 19, 24, 40, 42, 43, 56
Heublumen – *Poaceae* (div.) 68, 84, 91
Himbeere – *Rubus idaeus* 67
Hippophae rhamnoides – Sanddorn 48, 49, 52
Hirtentäschl – *Capsella bursa-pastoris* 32, 62, 74, 77
Holunder – *Sambucus nigra* 32, 49
Hoodia-Kaktus – *Hoodia gordonii* 55
Hopfen – *Humulus lupulus* 19, 56, 73, 80
Huflattich – *Tussilago farfara* 29, 31
Humulus lupulus – Hopfen 19, 56, 73, 80

Hypericum perforatum – Johanniskraut 16, 17, 18, 20, 21, 23, 25, 33, 41, 57, 73, 76, 78, 88, 90, 91, 95, 103, 105, **113**

Iberis amara – Schleifenblume 60
Ilex paraguariensis – Mate 55, **117**
Indischer Weihrauch – *Boswellia serrata* 50, 66, 73, 90, 93, 94, 95, **122**
Ingwer – *Zingiber officinale* 22, 32, 61, 63, 64, 75, 81, **112**
Isländisch Moos – *Cetraria islandica* 31, 57

Johanniskraut – *Hypericum perforatum* 16, 17, 18, 20, 21, 23, 25, 33, 41, 57, 73, 76, 78, 88, 90, 91, 95, 103, 105, **113**
Juckbohne – *Mucuna pruriens* 85
Juniperus communis – Wacholder 81, 93

Kamille – *Matricaria recutita* 18, 32, 33, 35, 37, 41, 52, 60, 62, 72, 76, 99, 100, 101, 104, 105, **113**
Kampfer – *Cinnamomum camphora* 17, 22, 40, 41, 42, 43, 84, 90, 91, **114**
Kapuzinerkresse – *Tropaeolum majus* 31, 48, 80, 81
Karotte – *Daucus carota* 34, 65, 66
Kartoffel – *Solanum tuberosum* 34, 60, 62
Kava Kava – *Piper methysticum* 18, 22, 23, 25, 67, **114**
Knoblauch – *Allium sativum* 21, 22, 43, 44, 48, 53, 55, 64, 66, 72, 103, **115**
Königskerze – *Verbascum densiflorum* 60
Krameria lappacea – Ratanhia 36
Kümmel – *Carum carvi* 51, 62, 64
Kürbis – *Cucurbita pepo* 77, 79, 80, **115**

Lamium album – Weiße Taubnessel 72
Lärche – *Larix decidua* 101
Larix decidua – Lärche 101
Lavandula angustifolia – Lavendel 19, 40, 61, 67, 95
Lavendel – *Lavandula angustifolia* 19, 40, 61, 67, 95

Lein – *Linum usitatissimum* 44, 51, 66, 67
Lentinula edodes – Shiitake-Pilz 50
Leonurus cardiaca – Herzgespann 19, 24, 40, 42, 43, 56
Linde – *Tilia sp.* 32, 49
Linum usitatissimum – Lein 44, 51, 66, 67
Löwenzahn – *Taraxacum officinale* 49, 54, 68, 94, 98
Lycopus virginicus – Wolfstrapp 24, 41, 56, 78, **123**

Mädesüß – *Filipendula ulmaria* 28, 49, 54
Mahonia aquifolium – Mahonie 98, 102, **115**
Mahonie – *Mahonia aquifolium* 98, 102, **115**
Maiglöckchen – *Convallaria majalis* 42, **116**
Malus domestica – Apfel 65, 99, 100
Malva sylvestris – Malve 28, 31, 37
Malve – *Malva sylvestris* 28, 31, 37
Mandeln – *Prunus dulcis* 60, 75, 98
Mangostane – *Garcinia mangostana* 55
Mariendistel – *Silybum marianum* 68, **116**
Marrubium vulgare – Andorn 29
Mate – *Ilex paraguariensis* 55, **117**
Matricaria recutita – Kamille 18, 32, 33, 35, 37, 41, 52, 60, 62, 72, 76, 99, 100, 101, 104, 105, **113**
Meerrettich – *Armoracia rusticana* 28, 31, 48, 80, 81
Meerzwiebel – *Urginea maritima* 42
Melaleuca alternifolia – Teebaum 98, 100
Melilotus officinalis – Steinklee 45, 85, 88, 89
Melissa officinalis – Melisse 23, 24, 36, 40, 60, 61, 63, 67, 73, 78, 103, **117**
Melisse – *Melissa officinalis* 23, 24, 36, 40, 60, 61, 63, 67, 73, 78, 103, **117**
Mentha x piperita – Pfefferminze 18, 20, 21, 32, 52, 61, 62, 63, 67, 69, 75, 88, 89, 90, 94, **118**

Mistel – *Viscum album* 50
Momordica charantia – Bittergurke 53
Mönchspfeffer – *Vitex agnus-castus* 73, 74, 76, 78, 86
Mucuna pruriens – Juckbohne 85
Muria puama – Potenzholz 79, **118**
Mutterkorn – *Tanacetum parthenium* 77
Myrrhe – *Commiphora myrrha* 31, 36, 37
Myrte – *Myrtus communis* 32
Myrtus communis – Myrte 32

Nachtkerze – *Oenothera biennis* 23, 34, 35, 72, 73, 75, 78, 98, 102
Nasturtium officinale – Brunnenkresse 28

Odermennig – *Agrimonia eupatoria* 101
Oenothera biennis – Nachtkerze 23, 34, 35, 72, 73, 75, 78, 98, 102
Olea europaea – Olive 21, 43
Olive – *Olea europaea* 21, 43
Ononis spinosa – Hauhechel 81
Opuntia ficus-indica – Feigenkaktus 55
Orthosiphon – *Orthosiphon aristatus* 80, 81

Panax ginseng – Ginseng 18, 19, 23, 43, 57, **112**
Passiflora incarnata – Passionsblume 22, 24, 43
Passionsblume – *Passiflora incarnata* 22, 24, 43
Pelargonium sidoides – Umckaloabo 28, 31, 32, 48, **122**
Pestwurz – *Petasites hybridus* 18, 20, 21, 29, 32, 51, 52, 69, 74, 81, **118**
Petasites hybridus – Pestwurz 18, 20, 21, 29, 32, 51, 52, 69, 74, 81, **118**
Petersilie – *Petroselinum crispum* 37
Petroselinum crispum – Petersilie 37
Pfefferminze – *Mentha x piperita* 18, 20, 21, 32, 52, 61, 62, 63, 67, 69, 75, 88, 89, 90, 94, **118**
Phaseolus vulgaris – Gartenbohne 53
Pimpinella anisum – Anis 30

Register aller Heilpflanzen

Piper methysticum – Kava Kava 18, 22, 23, 25, 67, **114**
Plantago lanceolata – Spitzwegerich 30
Plantago ovata – Flohsamen, indischer 16, 55, 66, 67, 100
Plectranthus barbatus – Harfenstrauch 55, 57
Poaceae (div.) – Heublumen 68, 84, 91
Populus tremula – Zitterpappel 20, 90, 91, 94
Potentilla anserina – Gänsefingerkraut 41, 51, 63, 64, 65, 74
Potentilla erecta – Blutwurz 36, 65
Potenzholz – *Muria puama* 79, **118**
Preiselbeere – *Vaccinium vitis-idaea* 80
Primel – *Primula veris* 28
Primula veris – Primel 28
Prunus dulcis – Mandeln 60, 75, 98
Purpursonnenhut – *Echinacea purpurea* 28, 36, 48, 52, 54, 103, 104, **119**
Pygeum africanum – Afrikanische Pflaume 77, 79, 80

Quassia amara – Bitterholz 99
Quercus robur – Eiche 45, 72, 98, 100, 101, 103, 105

Radieschen – *Raphanus sativus* 69
Raphanus sativus – Rettich, Radieschen 69
Ratanhia – *Krameria lappacea* 36
Rettich – *Raphanus sativus* 69
Rhabarber – *Rheum palmatum* 66
Rhapontik-Rhabarber – *Rheum rhaponticum* 74, 77
Rheum palmatum – Rhabarber 66
Rheum rhaponticum – Rhapontik-Rhabarber 74, 77
Rhodiola rosea – Rosenwurz 17, 18, 19, 33, 50, 73, 79, **119**
Ringelblume – *Calendula officinalis* 36, 76, 89, 104, 105, **119**
Rosa canina – Hagebutte 92
Rosenwurz – *Rhodiola rosea* 17, 18, 19, 33, 50, 73, 79, **119**

Rosmarin – *Rosmarinus officinalis* 19, 43, 44, 57, 85, 86, 91, 92, 93
Rosmarinus officinalis – Rosmarin 19, 43, 44, 57, 85, 86, 91, 92, 93
Rosskastanie – *Aesculus hippocastanum* 45, 53, 84, **120**
Rotklee – *Trifolium pratense* 24
Rubus fruticosus – Brombeere 51, 66
Rubus idaeus – Himbeere 67

Sägepalme – *Serenoa repens* 79
Salbei – *Salvia officinalis* 31, 36, 56, 77, 98, **120**
Salix sp. – Weide 18, 20, 21, 49, 54, 92, 93, 94, 95
Salvia officinalis – Salbei 31, 36, 56, 77, 98, **120**
Sambucus nigra – Holunder 32, 49
Sanddorn – *Hippophae rhamnoides* 48, 49, 52
Sarsaparilla – *Smilax sp.* 102
Schafgarbe – *Achillea millefolium* 36, 61, 74
Schleifenblume – *Iberis amara* 60
Schneeglöckchen – *Galanthus nivalis* 25
Schöllkraut – *Chelidonium majus* 50, 69
Schwarzer Tee – *Camellia sinensis* 103
Senf, schwarz – *Brassica nigra* 84, 87, **121**
Senf, weiß – *Sinapis alba* 84, 87, **121**
Senna alexandrina – Sennes 66
Sennes – *Senna alexandrina* 66
Serenoa repens – Sägepalme 79
Shiitake-Pilz – *Lentinula edodes* 50
Silybum marianum – Mariendistel 68, **116**
Sinapis alba – Weißer Senf 84, 87, **121**
Smilax sp. – Sarsaparilla 102
Sojabohne – *Glycine max* 68
Solanum dulcamara – Bittersüßer Nachtschatten 51, 101, 102
Solanum tuberosum – Kartoffel 34, 60, 62
Solidago virgaurea – Goldrute 80, 81
Sonnentau – *Drosera rotundifolia* 30
Spinacia oleracea – Spinat 34

Spinat – *Spinacia oleracea* 34
Spitzwegerich – *Plantago lanceolata* 30
Steinklee – *Melilotus officinalis* 45, 85, 88, 89
Stiefmütterchen – *Viola tricolor* 98
Studentenblume – *Tagetes erecta* 53
Süßholz – *Glycyrrhiza glabra* 30, 60, 62
Symphytum officinale – Beinwell 86, 87, 88, 90, 92, **109**
Syzygium aromaticum – Gewürznelke 37, 99

Tagetes erecta – Studentenblume 53
Taigawurzel – *Eleutherococcus senticosus* 17, 18, 19, 22, 33, 48, 54, 79
Tamarinde – *Tamarindus indica* 35
Tamarindus indica – Tamarinde 35
Tanacetum parthenium – Mutterkorn 77
Taraxacum officinale – Löwenzahn 49, 54, 68, 94, 98
Teebaum – *Melaleuca alternifolia* 98, 100
Teufelskralle – *Harpagophytum procumbens* 20, 21, 91, 92, 93, 95, **121**
Thuja – *Thuja occidentalis* 100
Thymian – *Thymus vulgaris* 29, 30
Thymus vulgaris – Thymian 29, 30
Tilia sp. – Linde 32, 49
Topinambur – *Helianthus tuberosus* 48
Traubensilberkerze – *Cimicifuga racemosa* 24, 77, 78, 86, **122**
Trifolium pratense – Rotklee 24
Trigonella foenum-graecum – Bockshornklee 16, 51, 56, **110**
Tropaeolum majus – Kapuzinerkresse 31, 48, 80, 81
Turnera diffusa – Damiana 57, 73, **111**
Tussilago farfara – Huflattich 29, 31

Umckaloabo – *Pelargonium sidoides* 28, 31, 32, 48, **122**
Urginea maritima – Meerzwiebel 42
Urtica dioica – Brennnessel 54, 75, 78, 79, 94
Uzara – *Xysmalobium undulatum* 65

Vaccinium myrtillus – Heidelbeere 34, 35, 44, 53
Vaccinium vitis-idaea – Preiselbeere 80
Valeriana officinalis – Baldrian 19, 23, 56, 73, 78, 95, **108**
Veilchen – *Viola odorata* 37
Verbascum densiflorum – Königskerze 60
Viola odorata – Veilchen 37
Viola tricolor – Stiefmütterchen 98
Viscum album – Mistel 50
Vitex agnus-castus – Mönchspfeffer 73, 74, 76, 78, 86
Vitis vinifera – Weinlaub 45

Wacholder – *Juniperus communis* 81, 93
Weide – *Salix sp.* 18, 20, 21, 49, 54, 92, 93, 94, 95
Weihrauch, indischer – *Boswellia serrata* 50, 66, 73, 90, 93, 94, 95, **122**
Weinlaub – *Vitis vinifera* 45
Weißdorn – *Crataegus laevigata* 17, 40, 42, 56, **123**
Weiße Taubnessel – *Lamium album* 72
Weißkohl – *Brassica oleracea var. capitata* 45, 54, **123**
Wermut – *Artemisia absinthium* 37, 61, 64
Wintergrün – *Gaultheria procumbens* 90
Wolfstrapp – *Lycopus virginicus* 24, 41, 56, 78, **123**

Xysmalobium undulatum – Uzara 65

Zahnstocher-Ammei – *Ammi visnaga* 29, 41, 42, 44, 52, **124**
Zimt – *Cinnamomum zeylanicum* 16, 53, **124**
Zingiber officinale – Ingwer 22, 32, 61, 63, 64, 75, 81, **112**
Zinnkraut – *Equisetum arvense* 45, 49, 54, 86, 87, 89, 92, 104, **125**
Zitterpappel – *Populus tremula* 20, 90, 91, 94
Zwiebel – *Allium cepa* 30, 33, 99, **125**

IMPRESSUM

Impressum

© 2008 GRÄFE UND UNZER VERLAG GmbH, München

Alle Rechte vorbehalten. Nachdruck, auch auszugsweise, sowie Verbreitung durch Bild, Funk, Fernsehen, Internet, durch fotomechanische Wiedergabe, Tonträger und Datenverarbeitungssysteme jeder Art nur mit schriftlicher Genehmigung des Verlages.

Programmleitung: Ulrich Ehrlenspiel
Redaktion: Ilona Daiker
Lektorat: Adriane Andreas
Bildredaktion: Henrike Schechter
Layout und Umschlaggestaltung: independent Medien-Design GmbH, Claudia Hautkappe
Satz: Cordula Schaaf
Repro: Fotolito Longo, Bozen
Druck und Bindung: Druckhaus Kaufmann, Lahr

Bildnachweis: Corbis: Seite 5; Getty: Cover vorne links, Seite 107; GU-Archiv: Cover vorne rechts (Jan Schmiedel), Zeichnungen Seite 13ff. (Isabelle J. Fischer)

Printed in Germany
ISBN 978-3-8338-1030-5
1. Auflage 2008

Wichtiger Hinweis

Die Gedanken, Methoden und Anregungen in diesem Buch stellen die Meinung bzw. die Erfahrung des Verfassers dar. Sie wurden vom Autor nach bestem Wissen erstellt und mit größtmöglicher Sorgfalt geprüft. Sie bieten jedoch keinen Ersatz für kompetenten medizinischen Rat. Jede Leserin, jeder Leser ist für das eigene Tun und Lassen selbst verantwortlich und sollte in Zweifelsfällen oder bei länger andauernden Beschwerden immer einen Arzt oder Heilpraktiker aufsuchen. Weder der Autor noch der Verlag können für eventuelle Nachteile oder Schäden, die aus den im Buch gegebenen praktischen Hinweisen resultieren, eine Haftung übernehmen.

Umwelthinweis

Dieses Buch wurde auf chlorfrei gebleichtem Papier gedruckt. Um Rohstoffe zu sparen, haben wir auf Folienverpackung verzichtet.

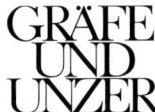

GRÄFE UND UNZER

Ein Unternehmen der
GANSKE VERLAGSGRUPPE

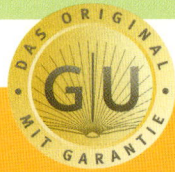

Unsere Garantie

Alle Informationen in diesem Ratgeber sind sorgfältig und gewissenhaft geprüft. Sollte dennoch einmal ein Fehler enthalten sein, schicken Sie uns das Buch mit dem entsprechenden Hinweis an unseren Leserservice zurück. Wir tauschen Ihnen den GU-Ratgeber gegen einen anderen zum gleichen oder ähnlichen Thema um.

Liebe Leserin und lieber Leser,

wir freuen uns, dass Sie sich für ein GU-Buch entschieden haben. Mit Ihrem Kauf setzen Sie auf die Qualität, Kompetenz und Aktualität unserer Ratgeber. Dafür sagen wir Danke! Wir wollen als führender Ratgeberverlag noch besser werden. Daher ist uns Ihre Meinung wichtig. Bitte senden Sie uns Ihre Anregungen, Ihre Kritik oder Ihr Lob zu unseren Büchern. Haben Sie Fragen oder benötigen Sie weiteren Rat zum Thema? Wir freuen uns auf Ihre Nachricht!

Wir sind für Sie da!

Montag–Donnerstag: 8.00–18.00 Uhr;
Freitag: 8.00–16.00 Uhr
Tel.: 0180-5 00 50 54* *(0,14 €/Min. aus dem dt. Festnetz/
Fax: 0180-5 01 20 54* Mobilfunkpreise können abweichen.)
E-Mail: leserservice@graefe-und-unzer.de

P.S.: Wollen Sie noch mehr Aktuelles von GU wissen, dann abonnieren Sie doch unseren kostenlosen GU-Online-Newsletter und/oder unsere kostenlosen Kundenmagazine.

GRÄFE UND UNZER VERLAG
Leserservice | Postfach 86 03 13 | 81630 München